# 上班不上火

## 办公室轻松保健一本通

主审 ◎ 孙建光
主编 ◎ 高 媛 李 群

青岛出版社
QINGDAO PUBLISHING HOUSE

**图书在版编目（CIP）数据**

上班不上火 / 孙建光, 高媛, 李群编著. -- 青岛 :青岛出版社, 2019.7
ISBN 978-7-5552-6683-9

Ⅰ.①上… Ⅱ.①孙… ②高… ③李… Ⅲ.①职场保健-工作负荷 – 研究 Ⅳ.①R161

中国版本图书馆CIP数据核字(2018)第282779号

| | |
|---|---|
| 书　　名 | **上班不上火——**办公室轻松保健一本通 |
| 主　　审 | 孙建光 |
| 主　　编 | 高　媛　李　群 |
| 副主编 | 徐丽娟　张　程 |
| 编　　委 | 史　芸　顾　勇　顾　菡　汤仁荣　陈丽娟　崔雪梅　孔劲松 |
| | 陈建军　郝云龙　郝小峰　田　颖　魏晓佳　田慧金　蒋　娇 |
| | 牛玉娟　赵　丹　王雪松　赵　标　付文文　王洪侠　史　莹 |
| | 白瑞峰　兴明明　刘　颖　张泽利 |
| 出版发行 | 青岛出版社 |
| 社　　址 | 青岛市海尔路182号（266061） |
| 本社网址 | http://www.qdpub.com |
| 邮购电话 | 13335059110　（0532）68068026（兼传真） |
| 责任编辑 | 傅　刚　　E-mail:qdpubjk@163.com |
| 书封设计 | 光合时代 |
| 书封配图 | 宋晓岩 |
| 照　　排 | 青岛新华印刷有限公司 |
| 印　　刷 | 青岛新华印刷有限公司 |
| 出版日期 | 2019年7月第1版　2019年7月第1次印刷 |
| 开　　本 | 16开（710毫米×1000毫米） |
| 印　　张 | 20 |
| 书　　号 | ISBN 978-7-5552-6683-9 |
| 定　　价 | 45.00元 |

编校质量、盗版监督服务电话　4006532017　0532-68068670
青岛版图书售出后如发现印装质量问题，请寄回青岛出版社印刷物资处调换。
电话：0532-68068638

**本书建议陈列类别：养生保健**

# 前言

每天被林立的写字楼包围着，生活在其中的你，每天开车上下班、乘坐电梯上下楼，紧张而繁忙的生活是否让你早已忘记什么叫锻炼。忙碌一天过后，颈后感觉像是背了一座大山，一进家门，床和沙发就成为你"最可爱的人"了。

提起锻炼，人们往往首先就会想到摆着各种健身器械的健身中心，都市中的人们更是把跑步机等健身器械搬回到家里。

但是，当我们发现创新成为主流文化，保健有了更新的内涵时，健身与锻炼似乎和保健的关系也更紧密了。更让人高兴的是，运动保健中体育器械不再是必备工具，有时保健变得更轻松，甚至即使只在办公室动动手、跺跺脚也能起到保健的效果。

在众多养生方法中，有很多种都是从传统医学传承而来的，如通过各种穴位的按摩来保健，也许有的人会说，我感觉找穴位太难了，有没有更简单、轻松的保健方法呢？还有那些自认为运动天赋几乎为零的朋友们来说，哪怕只是提起进行一项简单的体育锻炼，可能眉头都会皱成一团。有的朋友更是宅在家里尽量不出门，有没有适合他们的保健方法呢？答案是肯定的。如果告诉你，你在上班的时候，甚至在上班的路上、工间休息时随时随地都可以做小动作来健身保健，是不是更轻松，也便于实践呢？其实，无论是哪种保健动作或者方法，我们都倡导让保健变轻松，运动健身更便捷。也只有这样，才能让自己与高速发展的社会生活更和谐，你的身体才能从运动中获得健康，最大限度地达到养生、强身、健体的目的。

除了运动锻炼以外，也不妨选择每天饮茶来保健。只需煮水泡茶，细细品味，也能达到保健的效果，可谓是再惬意不过了。还有更受女性朋友们青睐的

1

花草茶,它们也是茶饮保健中不可缺少的部分。因为,这些看似平常的花花草草一入茶中,不仅能美容养颜,更是摇身一变成为保健的佳饮。

如果你是一个对自己健康状况很关注,对身体保养有一定追求的人,那么,这本书一定会给你带来不错的保健建议,让你找到适合自己的轻松保健妙招,在日常生活中,尤其是在办公室里同样享受到轻松保健带来的健康和愉悦。下面就打开这本书,找到专属自己、与众不同的轻松保健之法吧。

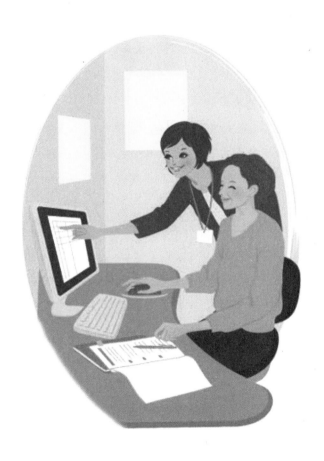

# 目　录

## 第一章　抽空就能轻松保健

这一章中,我们为你介绍各种不必准备复杂的器械、抽空就能实践的保健和锻炼方法,有些更是在办公室里就能轻松完成,让你轻松做到工作、锻炼两不误,再也不必为没时间锻炼身体而烦恼。

# 第二章　办公室健身动作轻松保健

这一章中，我们特别为平时在办公室忙碌的人们准备了只需用短短几分钟就能健身保健的好方法，这些动作既简单又实用，每天只需要坚持做一些小动作就可以达到保健的目的，是办公室久坐族必备的保健良方。

# 第三章　身体穴位按摩轻松保健

　　按摩是我国古老的医疗方法,其动作轻柔,运用灵活,便于操作,使用范围甚广,越来越多的人开始运用这种方法进行保健。对于办公一族来说,如果自己在闲暇之余,找准穴位自我按摩一下,也不失为是轻松保健之法。

# 第四章　茶饮调理轻松保健

对于办公一族来说，越来越多的人选择喝茶来养生保健。到底我们该选择喝哪些茶好呢？下面不妨认识一下适合办公一族饮用的茶。

# 第五章　花草入茶轻松保健

茶引花香,花增茶味。花茶不仅令人心旷神怡,同时兼具药草的保健功效,利用巧妙的搭配,可以滋补养生,改善体质,提高身体免疫力。

# 第六章 职业病日常保健小动作

社会竞争压力越来越大，人们每日活动时间缩短，伏案工作或学习的时间延长，保健意识薄弱，身心长期处于紧张状态。因此，对于长期伏案工作的办公一族来说，预防职业病的发生离不开日常保健小动作。

# 第七章　远离各种综合征的保健

办公一族都有着健康隐患潜伏在身边,有些来自于朝夕相伴的办公器具,有些来自所身处的楼宇大厦之间,同样给身体带来各种伤痛。

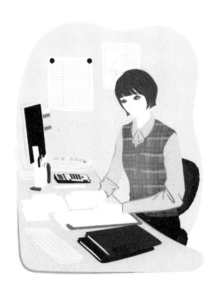

# 第一章 抽空就能轻松保健

不少办公族经常抱怨自己没时间锻炼，结果不仅身材走样，毫无自信可言，甚至就连比体型更重要的健康状况也日益下降，来自于职场和生活的压力让自己无所适从。没时间，成为许多不爱锻炼的人的最好托词。

其实，有时我们可以让锻炼变得简单些，不用去什么健身中心办一堆卡片，也没必要在家里摆上跑步机，只需要细心挖掘生活中的点滴时刻，同样能够完成每天都运动和保健的重任。

这一章中，我们就为你介绍各种不必准备复杂的器械、抽空就能实践的保健和锻炼方法，有些更是在办公室里就能轻松完成，让你轻松做到工作、锻炼两不误，再也不必为没时间锻炼身体而烦恼。

# 一、上下班途中的轻松保健法

每天早晨上班的途中都能看到,在公交车、地铁里上班族们听着音乐、看着小说的身影,还有不少人更是困意来袭,抓紧时间补觉。

此时,不知道你有没有想过,你可能在上下班的途中,错过了运动的机会呢。那么,如何才能在上下班的途中做到轻松保健,你不妨试试下面的动作和方法。

## 1. 堵车时的健康小动作

生活中,经常听朋友抱怨,自己所在的这座城市简直就是一个"堵"城。在不少大城市里,无论是开着自己的爱车去上班,还是那些乘坐公交车的上班族们,纷纷把每天的路况信息当作出门前关注的头等大事。

大都市中的现实情况是,随着汽车保有量的增加,城市交通状况的不断恶化,上班途中的堵车也就成了家常便饭。

每当上班途中,遇到堵车的时候,你是不是感到心烦意乱,不知自己坐在公交车上到底还能干点什么,看过下面的小动作之后,相信上班途中碰上堵车的你一定会感觉自己大有收获,不再为堵车的时间被荒废掉而感觉可惜了,自然也不会对堵车的数分钟甚至更长时间感到难熬了。

如果你坚持每天在堵车时做做下面的小动作,你的健康状况就会出现看得见的变化,让你在一天的工作中感觉更轻松。

**动作一:叩齿**

叩齿,简单地说,是将上下牙轻轻磕打,经常做这个动作可以达到固齿强身的保健作用。别小看它,它可还是道家传承下来的养生秘法呢。

注意叩齿的动作,不仅要连续做 36 次,还应叩出声响。叩齿时,最好让舌头搅动口腔，与此同时，把口中因此生出的津液再慢慢地咽下肚。

---

**知识延伸阅读**

叩齿就是空口咬牙，是一种较常见的牙齿保健方法，现代医学认为，这样做能增加牙齿的自洁作用，发挥咀嚼运动所形成的刺激，增强牙齿本身的抵抗力。

在叩齿过程中，口腔唾液增多，我国传统医学认为，唾液能滋养五脏六腑，现代医学研究证明，唾液中有许多与生命活动有关的物质。中医将唾液称之为"金津玉液"，同精、血一样，是生命的物质基础。

---

**动作二：按揉太阳穴**

用两只手大拇指指腹，紧贴太阳穴处的皮肤，用力向一个方向按揉，这样做可以起到醒脑明目的目的，还有助于预防和减轻头痛症状。

注意按揉之前，要将双手互相搓至发热，按在太阳穴处，可稍微用力，每次可做 10 ～ 20 次。

**动作三：做做深呼吸**

深呼吸是平复烦躁心情的好方法，简单的深呼吸，能使你获得充足的氧气，感到精力充沛。当你吸气时，腹部慢慢隆起，呼气时腹部逐渐收紧，将腹部排空。每次坚持 10 ～ 15 秒，只要你在 1 分钟之内做 4 次即可达到保健的目的。

**动作四：用手指梳头**

这个动作是用两手的手指指腹紧贴头皮，然后从前额发际向后梳头发，一直梳到脑后发根。这样做可以帮助按摩头皮，有促进头部血液循环的效果，使你感到神清气爽。

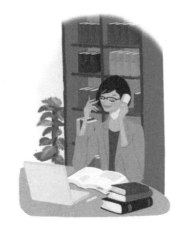

这个动作不仅简单易行，还可以帮你轻松消除早晨的困意。

🍵 健康么么茶

## 改掉在路上吃早餐的坏习惯

　　每天打拼的上班族中，不少人喜欢在公交车或路上边走边吃早餐，尽管节省出了时间，但营养专家却提醒我们，这样做并不健康。因为，路边灰尘大，汽车在马路上行驶，尘土也不会少，无论是在等车的时候站在马路边吃，还是坐在车上吃，吃进去早餐，也吃进了尘土和汽车废气。冬天更是连着凉气也吃进去，容易引发胃肠道不适，导致腹痛、腹泻的发生。

　　吃早餐不一定非要挤用路上的一点儿时间，可以在家里或办公室吃，办公族还要注意早餐的营养均衡。

# 2. 上班路上的健身小动作

　　如果告诉每天步行去上班的你，在上班途中也能做小动作来健身，那么你一定会说不就是走走路，每天我都要在路上走一大段路才能到公司，怎么也没感觉自己的身材有什么变化呢。

　　你不妨在上班的路上照下面的方法做，相信坚持一段时间之后，你就会发现身体上的变化了。

　　首先必须要告诉你的是，要想达到锻炼的目的，走路的姿势非常重要，挺胸、收小腹，臀部夹紧，千万不要很随意地走，特别是有些人还弓腰驼背的。 这是因为，如果你在走路时不注意收紧小腹，不管你走多远的路，都没法达到刺激腹部肌肉的效果。如果你还经常弓腰驼着背走路，不但破坏身体的平衡感，还在无形之中降低走路的运动效果。

　　（1）注意加大走路的步幅

　　如果你身体超重，不喜欢运动，可以把每天步行上班当做减肥的运动之一，但此时走起路来，不能像每天晚饭后散步一样随随便便的，一定要适当加大步幅。因为只有每天坚持大步流星地走路，才能真正运动你的大腿肌肉，避免脂肪型萝卜腿的出现。

**知识延伸阅读**

运动医学家研究发现,大步疾走是最好的有氧运动。较长时间的大步疾走可使体内的能量得到消耗,促进体内多余脂肪的利用。因多食少动而肥胖的成年人,如果能坚持每天大步走,并适当控制饮食,就能收到减肥的效果。临床医生指出,每天若坚持步行,能改善心脏的营养,使动脉血管壁保持一定的弹性,从而降低患心血管疾病的可能。

（2）让后脚跟先着地

走路时,注意应让每只脚的后脚跟先着地,而不是让整个脚底平放在地面上。注意走路时,把身体重心转移至前脚上,每跨出一步时,迈步向前的一只脚就依次按照后脚跟、脚心、脚尖的顺序着地,这样的姿势走路,后脚跟会自然上提,不久之后,你的腿部曲线就会变得紧实匀称。

（3）甩包练习手臂

上班族的女士们,多数都会携带手提包,你可以在不妨碍别人的前提下,把它变成"微型运动器械"前后甩动,这种甩手提包的动作可以达到锻炼手臂肌肉的目的。

但要注意如果你的手提包过重就不要前后甩动了,否则,运动不慎容易损伤肩关节,还可能误伤到周围的路人。

🍵 **健康么么茶**

### 上班坐公交车别打瞌睡

每天早起的你一定有过坐在公交车上打盹儿的经历,其实这种抓紧一切时机补觉的做法并不科学,搞不好还容易给自己的健康带来隐患。

在车上睡觉、打盹、补觉,容易受到各种因素的干扰,如来自于汽车自身的晃动、光线的刺激、声音的影响、空间的狭窄……都不容易使人进入"深睡眠"状态,而在"浅睡眠"状态下,人体得到不充分的休息。此外，容易出现落枕及感冒等症状。不少人脖子歪向一侧睡觉，很容易使一侧的脖子肌肉疲劳，所以容易落枕。如果是冬季在车上睡觉，车门开开关关，一不小心就容易着凉。如果当路况有突发情况需要紧急刹车时，甚至会受到意外伤害。

## 3. 既简单又高效骑车健身五法

最近有个朋友说，原本自己是开车上班，因为从家到单位的一路上堵车严重，自己每天一大早，开上车就心里直犯怵，后来索性去商店买了一辆自行车，每天改成骑车上班，过上了"低碳生活"。

现实生活中，其实有不少开车族都把自家多年不骑的自行车找出来作为代步工具了，其中的部分人更是把每天骑车上班当成了锻炼身体的好办法。下面不妨就来看看，到底哪些骑车方法能达到健身的目的。

（1）有氧骑车法

这种健身方法，适合上班路途比较远的人来选择，一般要保持中速骑行，连续骑行30分钟左右，骑行过程中，同时注意做深呼吸，这样对增强心肺功能和减肥都有好处。

（2）强度骑车法

这种健身的方法，需要确定好每次的骑行速度，然后依据自己的脉搏频率来控制骑行的车速，达到有效地锻炼心血管系统健康的目的。

（3）力量骑车法

这种健身的方法，是根据在不同的路况条件下，用力骑行。有些人在骑车上班途中会经过立交桥，有上坡的路段，如果在此时用力骑行，可以提高双腿的力量或耐力，还可有效预防大腿骨骼疾患的产生。

（4）间歇骑车法

这种健身方法可以在上班途中路况不错时练习，方法是，可先慢骑数分钟，再加快速度骑几分钟，然后再慢下来骑，再加快骑行的速度和频率，如此交替循环骑行,能够达到有效地锻炼心脏功能的效果。

（5）脚心骑车法

这种健身的方法,是用脚心部位接触自行车脚踏板,能起到按摩穴位的作用。具体做法为,一只脚用脚掌接触踏板正常骑行,另一只脚用脚心蹬踩自行车前进,每次一只脚蹬踩30～50次,可进行左右脚交替骑行。

**知识延伸阅读**

骑自行车不仅避免了堵车带来的烦恼,还可以锻炼身体,想要锻炼的你,尤其应该保持正确的骑车姿势。

骑车的时候,正确的姿势是:上身应稍微前倾,腰部向前微微弯曲,两只手臂伸直,两肩放松。肩背部呈拱起或塌腰的姿势,都不正确。在蹬车的时候,主要用前脚掌,以便更好发挥脚弓的力量。脚在做蹬踏时基本伸直,用力均匀,这样不仅美观,还锻炼了腿部肌肉。长途骑行的人,一定要注意经常交换体位及骑车姿势,经常放松臀部肌肉,并更换手位。此外,调整鞍座的高度也很重要,具体方法是:在鞍座上坐正,用脚后跟踩脚蹬在最低位时,自然伸直为宜;用腋下顶住鞍座,将手伸直,中指第二节和轮盘中心齐即可。需要注意的是,男性在骑车时应将鞍座前端向下倾斜3厘米左右,这样会减轻会阴部的压力。

## 健康么么茶

### 早晨饮水的第一选择是白开水

白开水,一直被营养学家奉为是健康饮料。顾名思义,白开水也就是新煮开的饮用水。

清晨起床后,饮用一杯白开水,水进入人体后可以立即发挥促进新陈代谢的作用,调节体温、输送养分。晨起喝水,喝与室温相同的开水最佳,天冷时,可选择喝温开水,以减少对肠胃的刺激。

研究发现,煮沸后冷却至20～25℃的白开水,具有特异的生物活性,它比较容易透过细胞膜,并能促进新陈代谢,增强人体的免疫功能。

习惯喝温、凉开水的人，体内脱氧酶的活性较高，新陈代谢状态好，肌肉组织中的乳酸积累较少，不易感到疲劳。如果你是在前一天晚上晾开水，注意一定要加盖，避免开水在空气中暴露太久失去活性。

# 4.等电梯时的健身三动作

如今，都市里的写字楼越来越高，上下楼都乘坐电梯，让不少人疏于锻炼而缺乏运动。当很多人在等电梯时，一般都要等上数分钟，你有没有想到过利用短短的几分钟时间，锻炼一下你自己的身体呢。下面介绍的小动作就可以在等电梯时练习。

（1）动作一：办公包静力练习

两脚分开站立，两脚距离大约与肩同宽，两手手心向上握住你的办公包带，两臂保持肘关节贴紧身体，运用肱二头肌的力量去控制住你的办公包，尽可能不要让办公包发生摆动。

此外，你也可尝试以两手心相对的动作去练习。以便获得不同的训练效果。每次动作姿势保持30秒左右，然后全身放松即可。

（2）动作二：俯身手臂屈伸

练习这个动作时，先将一只手臂向前伸直，支撑到一面墙壁上，另一只手持办公包的手臂向人体同侧自然下垂，同时保持抬头、挺腰，重心所在的支撑腿放松站直；肱三头肌发力将办公包向后上方拉起至手臂伸直的状态，停顿约1～2秒钟。

知识延伸阅读

肱二头肌和肱三头肌是一对颉颃肌，即作用相反的肌肉。其中，肱二头肌是呈梭形，起端(上端)有两个头，长头以长腱起自肩胛骨的盂上结节，短头在内侧，起自肩胛骨喙突。两头在上臂下部合成一个肌腹，以一个肌腱止于桡骨。作用是使肘关节弯曲,使前臂和手内旋。肱三头肌起端有三个头,长头起自肩胛骨的盂下结节,外侧头起自肱骨后面的骨面,内侧头起自肱骨后面外侧头下的骨面。下端以一个坚韧的腱止于尺骨鹰嘴。作用是使肘关节伸直,使肩关节后伸、内收。

## 健康么么茶

### 慢生活更健康

相比都市中人们每天都过着的快节奏生活而言,所谓"慢生活"是一种生活的态度和健康的心态。"慢生活"不是支持懒惰,也不是拖延时间,而是让人们在生活中找到平衡。

坚持慢,能让身体的运转更协调。如果一个人长期处于紧张中,身体就会习惯于这种状态。一旦紧张因素消失,对身体反而会出现肾上腺素大量减少,使器官失控,导致各种疾病。

"慢一族"则倡导在生活中有机会就慢下来,以一种循序渐进的方式改善生活、促进健康。对于运动同样如此。德国科学家研究发现,生命并不在于拼命运动,而是要放慢节奏。其实,运动的真正目标不是为了身体更疲惫,而是更健康。适当的运动有利健康,能够延年益寿。过量的运动不仅不能减压,反而对身体有害。

## 5. 车厢里的隐蔽瘦腰法

每天坐公交车上班都要经历拥挤的公共交通的"洗礼",在人挤着人、人挨人的车厢里似乎让人有种无所适从的感觉。

如果我告诉你,即使车厢里有点拥挤,任何人也剥夺不了你健身保健的权利,你会不会感到意外呢,下面我就将为你介绍一下在车厢里的隐蔽瘦腰的方法。相信看过之后,你会有种想尝试一下的冲动。

你在搭乘公交车或地铁时,是不是感觉每天背个的大大的皮包非常麻烦,这时不妨利用皮包做个训练腹肌的运动。

**动作一**：用一只手连同皮包一起紧压腹部，腹部向内收缩、收紧。使腹部有如接近背部的感觉，然后用力保持腹肌紧绷的状态。

有座位时，同样也可以做下面的收腹动作练习。

**动作二**：用双手紧压皮包，同时，腹部向内收缩。腹部向内收缩的同时，两手保持紧压皮包，背部同时用全力压向椅背。

这个运动适合腰部力量较差的人练习，动作简单轻松，每天养成做这个动作的习惯，不仅能达到瘦腰的效果，还能有效预防腰部酸痛。

---

**知识延伸阅读**

在大城市，很多上班族一般都是先乘坐公交车（Bus），到达最近的地铁（Metro），出了地铁以后再走一段（Walk），到达公司。这样的出行方式被称作BMW，以此方式出行的人就叫做"BMW族"，也许你可以说这是个自娱自乐自嘲的新称谓，但这样做不但低碳节能，还能锻炼身体。

---

## 健康么么茶

## 跳绳减肥简单易行

跳绳，不仅简单易行，还能在短时间内让全身运动起来，达到减肥与健身的双重效果，被称之为"最有效的运动"。

跳5分钟绳等于慢跑半小时，跳绳能充分锻炼下肢，同时能让手臂和肩膀活动，是一项可以协调全身的运动。研究显示，跳绳可以增强锻炼者心血管、呼吸和神经系统的功能。

需要注意的是，体重过度肥胖的人却不适合跳绳减肥，因为他们在跳跃时，体重很容易对腿部关节造成过大的压力，导致运动损伤。体重属于超重的人可选择双脚同时落地或者跑步跳的方法，否则全身重量压在一只脚上，很容易损伤膝盖和脚部踝关节。一般跳绳时间不宜过长，跳2～3分钟就要休息一下。

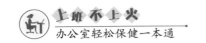

# 6.上班族的快步走减肥法

健走运动在国外备受推崇,流行的原因很简单,健走运动本身强度并不大,而且操作起来简单易行,十分适合步行上班的办公族在生活中加以实践,尤其是那些体重达到超重或已经出现肥胖的人。

一般来说,正确的健走姿势是身体上身直立,步伐够大且每分钟大致走100 ~ 130步。强度因个人体质而异,一般以微微出汗为宜。只要坚持3周就可见到明显的减肥效果。在快步走减肥的过程中还要注意以下的问题:

**(1)头、肩和胸**

健走的过程中,始终保持抬头挺胸,两眼直视前方。肩膀放松打开,双臂自然下垂。这样有助于上身舒展,双臂放松。

**(2)手臂和双手**

手臂在行走过程中,应该自然弯曲成90度。采用前后摆动的动作,而不是左右摆动,并且要紧贴身体两侧。手部保持姿势自然即可。

**(3)腹部**

健走过程中要保持收腹。让自己感觉走起来更稳,身体也更挺拔。同时这样做也有助于消腹平肚。

**(4)臀部、大腿和双脚**

健走时,应靠臀部而不是大腿来带动你的行动,但是要让你的臀部自然松弛。小步快速的行走,要自然一点。快步走不仅可以消耗体脂,同时也提升臀部,使臀部变得更加坚挺有弹性。

快步走可以带动并加强臀部肌肉的运动,坚持天天走,可以使臀部在短短的一个月内明显提升,达到完美修身的效果,还有助于增强减肥效果。

**(5)呼吸和心率**

快步走时,呼吸可能会有急促的现象,要注意保持匀速呼吸。心跳可能会加快,但应尽量保持在一个稳定和有规律的水平。

**知识延伸阅读**

在健康意识较浓厚的欧美、日本等发达国家和地区，很多人都将步行作为保持健康、预防疾病的最简单可行的运动方式，而快走更是成为一种时尚的生活习惯。

快走需要"快"。成年人散步的速度一般在每小时走3公里以内，而每小时达到4.5公里左右才能称为快步走。换言之，快步走要求10分钟大约要走1公里左右的路程。但这并不是要求每个人一开始就要有这样的速度，而是循序渐进、由慢到快，逐步增加速度，对于年老、体弱的人来说，速度可以略为降低。走的时候身体不能缩着，而要抬头挺胸，手臂尽量摆动幅度加大，步伐也要大。

## 🍵 健康么么茶

# 巧吃零食抗疲劳

疲劳综合征被划入"亚健康"的范围。不少办公族由于工作和生活压力大，容易出现疲劳综合征。想要预防疲劳综合征，不仅应注意劳逸结合，适当参加体育锻炼，睡眠时间要充足，减轻心理压力，而且最重要的是应在饮食上下工夫。

平时在办公桌抽屉里准备一些既可保证饮食平衡，又可消除疲劳感的零食，对办公一族尤其实用：

（1）准备点儿坚果

在进行体力和脑力活动之后，常觉得十分疲劳，这时可适量吃些花生、杏仁、腰果、胡桃、榛子等坚果，对恢复体能有神奇的功效，因为这些食物含有大量丰富的蛋白质、B族维生素、维生素E、钙和铁等营养素，对身体健康有益。办公族可在办公室放些坚果类零食，以备不时之需。

（2）吃点儿水果

水果芳香的气味有助于消除疲劳。大脑正常工作需用多种维生素。水果含有对于维持人体的生长生育及神经系统运行的不可缺少的维生素，有利于提高记忆力。

# 7. 搭车时刻的六招减肥法

对于做公交车上下班,又没时间锻炼的人来说,如果在公交车上做一些健身小动作,可以帮你达到健身的目的,又不必占用更多的时间,何乐而不为呢。

**(1)利用公车上的吊环来锻炼上半身**

当你在公车上时,用你的右手抓住吊环为例,然后用左手握住右手手臂,把头向下靠近胸部,这样头部上下运动可以锻炼胸部的肌肉。还可利用吊环做旋转运动,抓吊环的一侧手臂左右旋转可以锻炼手腕和手臂,左右两侧交替进行。

**(2)站成"丁"字步,锻炼身体协调性和腿部肌肉**

以左脚为例,身体直立微侧,左脚在前,双腿微微弯曲,左脚脚后跟与右脚心相对,前后距离一脚半。站好后可以根据车厢的晃动调整发力部位从而达到锻炼身体的效果。每5分钟左右脚交换一次,锻炼时间以脚部感到微酸为止。

**(3)头侧屈动作**

头部用力向身体一侧屈,停止片刻,在感到稍微有酸痛感时,再向另一侧屈,然后同样停止片刻,左右两侧分别做数次。

**(4)头绕环动作**

头部先沿前、右、后、左,再沿前、左、后、右用力而缓慢地旋转绕环。练习中常可听到颈椎部发出响声。这个动作有助于增强颈部肌肉。

**(5)耸肩膀动作**

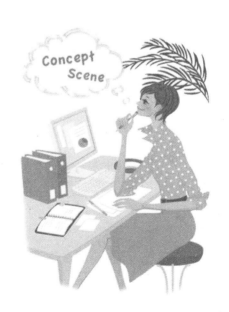

肩部是连接头部的重要部位,但平时肩部活动机会不多。耸肩动作有三种:一是反复进行一肩高耸,一肩下降;二是两肩同时向上耸动;三是两肩一上一下向前后环绕颈旋转。

健康么么茶

## 泡咖啡浴来减肥

香浓的咖啡总让人精神振奋,午后,喝杯咖啡是非常惬意的享受。众所周知,喝咖啡减肥,其实泡咖啡浴也能起到减肥消脂的作用。

由于咖啡中含有的咖啡因具有分解脂肪的作用,洗澡时,咖啡因通过皮肤吸收,进入身体毛孔,可以刺激交感神经兴奋,帮助燃烧、消耗储藏在体内的多余脂肪,还能降低食欲而达到少吃的目的。同时血压脉搏也会升高,当睡眼惺忪时用它洗澡时,会顿时感到精神抖擞,就如同喝热咖啡一样提神。

咖啡浴的方法也非常简单,可以将煮成的浓缩咖啡(要比平时喝的更浓一些),倒入38度的热水池中浸泡,也可以将煮咖啡豆剩的咖啡渣直接倒入热水中。洗澡时浸泡高度最好是在心脏以下的半身浴。浸泡时间大约是 15 ～ 20 分钟。喜欢喝咖啡减肥的人,有条件的话,不妨自己在家泡个咖啡浴,体验一下喝咖啡与泡咖啡浴所带来的不同感受吧。

# 8.下班后散步想瘦腿这样走

不少人都喜欢选择散步当健身运动,这种强度不大、持之以恒的进行就可以达到瘦腿目的的运动,越来越受到办公一族的青睐。

下面我们不妨来看看怎么散步是瘦腿的最好方式。正确的健身步行应当是挺胸抬头,迈大步,每分钟大致走 60 ～ 80 米。上肢应随步子的节奏摆动,尽量走直线,不要左弯右拐。每天步行 30 分钟至 1 小时,强度以个人体质状态而异,一般以微微出汗为宜。只要坚持 3 周就可见到效果。具体方法包括以下几种:

**普通散步法:**

用慢速和中速行走,每次 30 ～ 60 分钟,每日 2 ～ 3 次。适宜在风景秀丽的地方散步休闲。

**快速步行法：**

这种方法每小时步行 5 ～ 7 公里，每次锻炼 30 ～ 60 分钟。步行时心率控制在每分钟 120 次以下，快速步行可让你精神振奋。

**定量步行法：**

这种散步的类型适合在平地加坡地上步行。例如在 3 度斜坡上步行 100 米，渐渐增至在 5 度斜坡上行走 15 分钟，再在平地上行走 15 分钟。

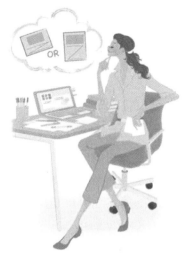

**摆臂散步法：**

散步时，两臂有节奏地向前后摆动，可增进肩部带动胸廓的活动，适合于有呼吸系统疾病的人。

**摩腹散步法：**

边散步边按摩腹部的方法对于消化不良和胃肠疾病的人很有益处。

## 健康么么茶

### 女性自我脚部保养

白领女性每天与高跟鞋为伍，应注意皮鞋尤其鞋底一定不可以太硬，鞋不能挤脚。

下班后回到家，最好就打赤脚，彻底放松。

洗澡时注意用热水泡泡脚，可以缓解足部疲劳。洗完澡后，坐在床上，放松两腿，用手由下至上按摩，能帮助促进新陈代谢，排出毒素，加强腿部柔韧性，是防止肌肉僵化的有效途径。在工作时，坐在椅子上，将腿伸直，然后做勾脚尖、绷脚尖的运动，这样的小运动有美化小腿的作用。

# 9. 驾车上班族的"车内健身操"

汽车进入寻常百姓家庭，很多人都开车上班，随着车流量的急剧上升，在马路上出现堵车的现象在所难免。当你开着爱车被堵在路上时，与其烦躁地抱怨，不如利用这个间隙练习一套"车内健身操"：

**动作一：展肩背**

将右手放松伸至胸前，用左手握住右肘轻轻往左拉，持续 5 ～ 10 秒，换另一侧。也可背部挺直，将双臂抬起放在脑后，然后双手相互环抱住肘关节，低头眼睛向下看，同时深呼吸 5 次，再恢复到原来的姿势。

**动作二：展腰背**

坐在座椅的前 1/3 处，稍往前坐，让身体从腰部以上的部分尽量向后仰。用两手手臂向后伸，双手抓住座椅椅背，尽量向前挺胸，脸向上仰呈 45 度，这样能加强腰背肌的力量。

**动作三：转腰身**

坐在座椅的前 1/3 处，保持身体坐直，两肩向下沉，右手搭在方向盘上，左手向后放在靠背上，用腰部力量带动身体向左转，然后换另一方向重复这个动作。同时也可利用等红灯的间隙活动颈椎、放松手臂，让身体获得短暂的休息。

**动作四：压掌活腕功**

伸出右手，掌心向前，用左手抵住右手手指；右手施力向内挤压，右手以力与之对抗，保持对抗 5 ～ 10 秒；换手做同样的动作，以右手挤压左手手指。此动作可以牵拉手腕筋络，缓解腕部疲劳。

需要提醒的是，应尽量避免连续长时间驾车，当驾车时间超过两小时，就要下车放松、休息、活动一下身体，以减轻身体负荷，避免过度疲劳。

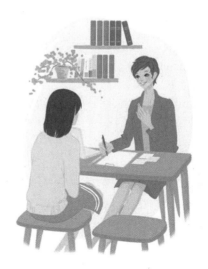

## 健康么么茶

### 久坐族在办公室里宜穿软底鞋

通常,久坐族一整天在办公室里坐着,腰椎承受着巨大的压力。在穿着硬底鞋和高跟鞋走来走去的时候,硬底鞋会将鞋跟敲打路面引起的冲击波传递到骨骼,常常加重腰背疼痛,对腰椎的损害是很大的。最好在办公室里放上一双软底鞋,这种习惯可以保障我们的腰椎少受损害。很多白领人士在办公室里传递文件,需要不停地起起坐坐、走走停停,让本来就不放松的腰椎更加受伤。

另外,鞋跟高度每增加1厘米,腰椎的后伸及腰肌的收缩就会成倍增加,腰痛的机会就会越来越大,尤其是对腰椎有病的人,伤害更大。对此,如果给自己准备一双软底鞋,上班进办公室后就换上软底鞋,可以缓解并减少对腰椎的损害。

## 10. 驾车族的简易保健小动作

驾车族在享受汽车作为代步工具带来的便捷的同时,不少人也被腰肌劳损的问题所困扰。从人体生理特点上来说,长时间驾车,会使腰肌长时间处在紧张状态中,久而久之肌肉的疲劳就会转化为劳损。一个人如果长时间保持坐位姿势,上身体重会重压椎间盘,容易使腰椎间盘膨出。

对于驾车族日常生活中可能面临的各种健康隐患,下面介绍几个适合练习的健身小动作,帮助驾车族以此抵御各种不适状况的来袭。

如果你每天开车上班,又缺乏锻炼的话,不妨一起来做做下面的小动作:

动作一:

经常做弯腰、踢腿或深蹲动作,可做 3 ～ 6 次;也可以自我按摩腰肌,用两个拳头指掌关节横向擦推、纵向抚摩腰肌各 30 ～ 50 次。

动作二:

用食指、中指指腹向鼻侧轮刮眼眶 3 ～ 5 圈;用两手中指尖点按眉毛外侧上的凹陷处,按摩 30 ～ 50 次。有利于缓解眼部发涩、眼疲劳等不适感。

动作三:

在车上或在车下活动一下手臂和手指关节,如两手互相擦掌、摩拳、两手互拍互推、上下推腕、伸屈肘关节、环绕腕关节等各 10 ～ 20 次。这样的小动作可以预防和缓解手臂和手指出现肌肉痉挛、麻木等症状。

动作四:

驾车族每天"鸣天鼓"(两手掌紧扪耳朵后突然放开)和拉耳垂各 5 ～ 10 次。这样做的目的是为了避免开车时发动机的运转、喇叭等产生不同强度的噪音给听觉系统带来的影响,不知不觉中导致听觉损伤、听力下降等症状。

**🍵 健康么么茶**

### 夏季驾车族应避免情绪中暑

对于驾车上班的人来说,总要面对拥堵不堪的路面,驾驶过程中,中枢神经系统处于持续紧张状态,交感神经兴奋性增强,内分泌功能紊乱,很容易"情绪中暑",造成心理疾病,这种现象在夏季天气炎热时表现尤为突出。

夏季天气炎热,由于驾驶室的空间太小,空气流通不畅,加之驾车动作单一,人更易烦躁、犯困。建议开车的人适当调节空调工作状态,每隔一段时间打开车窗透透气,清新的空气对心情较有好处,所以应注意适时通风,不要使车窗密闭太久。

值得一提的是,夏季阳光照射强烈,前面的车会反光,让驾车人眼睛不舒服,路面也显得特别的白,所以眼睛容易疲劳,心情也出现烦躁现象。此外,烈日下驾车还可能会出其不意地遭到玻璃幕墙反射光的袭击,这种光污染同样也会使人头昏、心烦,甚至发生失眠、食欲下降、情绪低落、身体乏力等类似神经衰弱的症状,应尽量避免在正午太阳强烈的时候驾车外出。

# 二、工间休息时的轻松保健法

办公族每天工作一派繁忙景象，很少有时间锻炼，有不少人就选择了将工间休息时间利用起来锻炼身体，如在办公室内播放减压舒缓的音乐、做做眼保健操或健身操让自己的身心得到放松和调整，尽管时间很短，但如果你能够每天都坚持锻炼十分钟，相信不仅能使你的健康状况得到改善，还可以让工作时的你精力更充沛。

不妨试试用工休的时候做做下面的小动作，让自己紧张的神经和肌肉放松一下，达到轻松保健的效果。

## 1. 上班之前的健身小动作

总是听上班族说"工作太忙，没时间去健身"。运动确实需要时间，但只要有心，健身的时间同样也可以化整为零。运动完全可以根据个人的需要加以选择，找到适合自己的健身组合。别再把时间不够当借口，有些运动其实并占用不了你多少时间。下面就介绍一套只要八分钟就能完成的健身小动作。

（1）轻揉耳轮

用双手指轻揉左右耳轮至发热，这样做可使耳部经络疏通，尤其对耳鸣、目眩、健忘等症有预防作用。

（2）转动眼睛

眼球运动，分别按顺时针和逆时针方向运转双眼眼球，可达到提神醒目的效果。

（3）拇指揉鼻

用双手拇指上下按揉鼻子，能缓解晨起着凉而引起的鼻塞流涕。

（4）伸屈四肢

通过做四肢伸屈运动,让血液迅速回流到全身,供给心脑器官足够的氧气和血液,增强四肢大小关节的灵活性。

（5）收腹提肛

反复收缩肛周肌肉,使肛门上提,可增强肛门括约肌收缩力,促使血液循环,预防痔疮的发生。

## 健康么么茶

### 不让电脑键盘藏污纳垢的办法

办公族每天都与电脑键盘朝夕相伴,电脑键盘是最容易藏污纳垢的地方,如不及时清理,可能导致消化道疾病、皮肤病、眼病等。如果想给键盘来个彻底大扫除,你可将每个按键的帽儿拆下来进行清洁。

还可以按照以下步骤给电脑键盘清洁一番:

·拍打键盘:关掉电脑,将键盘从主机上取下。在桌上铺一张纸,将键盘面翻转朝下,在距离桌面10厘米左右的位置,拍打键盘背面,并摇晃键盘。

·吹掉杂物:可使用吹风机对准键盘按键上的缝隙吹,以吹掉附着在其中的杂物,然后再次将键盘翻转朝下并摇晃拍打。

·擦洗表面:用一块潮湿的软布蘸上稀释的洗涤剂,轻轻擦洗键盘表面及每个按键。

·消毒处理:键盘擦洗干净后,不妨用棉签蘸上酒精、消毒液等对键盘进行消毒处理,最后再用消毒纸巾将键盘表面擦干即可。

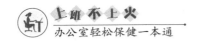

## 2. 工作之余的健身小动作

在办公室里,工作之余让自己放松下来,不再两眼发直地盯着电脑屏幕,让两只手完全放下手头的文件,做做健身小动作,只要几分钟的时间,让你完全舒展紧张的肌肉,精神重新振作,以便在片刻休息之后,能继续更好地投入到工作中。

**动作一：逆腹式呼吸**

这个动作采用身体站立或坐姿完成均可。首先用鼻腔慢慢地吸气,同时做收腹动作,身体上半部及胸部上提,横膈膜下移,感觉肺部吸满气后再缓缓将气吐出,注意,在呼气时腹部缓慢鼓起,并逐渐恢复到原来的状态。吸呼完成一次大约控制在 5 ～ 10 秒,每次练习 5 分钟左右。

---

**知识延伸阅读**

人体的横膈膜能帮助肺呼吸,通过膈的一张一弛,帮助肺吸入呼出气体。横膈膜呼吸不同于浅短的呼吸,它能供应身体充足的氧气。横膈膜呼吸将体内的废气、浊气、二氧化碳呼出体外。横膈膜上下移动,犹如温和的按摩,促进脏腑的血液循环,增强其机能。横膈膜呼吸法是以最少的力得到大量新鲜空气的呼吸方法。

---

**动作二：举臂伸展**

两腿自然开立,两臂伸直向上举起后摆,挺胸,深吸一口气,使肩部、背部、腰部肌肉拉长,静止状态持续 3 ～ 5 秒,然后上身慢慢直立再呼气。身体感到疲劳时,离开座椅,伸展数次,顿时感觉身体轻松、舒展。

**动作三：利用办公桌做锻炼**

双手撑扶住桌边,两腿并拢伸直,整个身体与桌面形成一个斜角(根据自己的力量来掌握身体与桌面的倾斜角度);然后,双臂屈肘使身体下降,全身的重量压在双臂上,再用两臂的力量把身体撑起,连续撑 15 次。

**动作四：推墙**

在距墙壁 40 ～ 50 厘米的位置,站立好,两腿开立与肩同宽,身体前倾,两臂屈肘,双手贴扶于墙上,然后双手用力推墙面,将身体直立撑起,恢复成站立姿势,推墙动作连续做20次。

 健康么么茶

## 告别眼睛干涩的方法

在现实生活中,电脑对白领一族的视觉伤害是不可避免的,但只要注意劳逸结合,懂得用眼卫生,就可以把伤害减到最低。对于久坐在办公室的白领尤其应该注意的有:

（1）注意用眼卫生

眼睛与文稿、眼睛与屏幕的距离应保持在50厘米以上,要注意电脑与座椅高度的配合。

（2）多吃一些新鲜蔬菜和水果

每天多吃新鲜蔬菜和水果,增加富含维生素A、维生素$B_1$、维生素C、维生素E的食物的摄入。如胡萝卜、大白菜、番茄、空心菜及新鲜水果等。

（3）每天喝点绿茶

绿茶中的脂多糖可改善机体造血功能。在短时间内即可增强机体非特异性免疫力。茶叶还能防辐射损害。

（4）避免荧光屏反光或不清晰

电脑避免放置在窗户的对面或背面;环境照明要柔和,避免亮光直接照到屏幕上反射强光造成眼部的疲劳。

（5）经常眨眨眼

一个人在电脑面前工作时,眨眼次数只及平时的三分之一,因而眼内润滑剂和酶的分泌减少。所以,对于长期在电脑面前工作的白领人士来说,应该多眨眼,且每间隔1小时至少让眼睛休息1次。

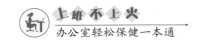

## 3. 每天只需十分钟的简易瘦身操

办公室里的职场人士们一忙起来没个放松的时候,每天与腰酸背痛、腿抽筋为伴……这样的苦日子你还要继续吗? 只需要做简单几个动作就让你舒筋活络,还能够帮你轻松塑造完美身材。

(1)紧实腹

步骤一:坐在椅子上,坐稳,双手扶在身体背后,保持身体平衡,双脚并拢,脚尖踮起,同时注意收腹挺胸。

步骤二:曲肘,双腿夹紧,大腿用力将双腿抬起向胸部靠拢,注意身体与椅子最好呈 60 度角左右,注意保持匀速呼吸。

步骤三:保持上身不动,用力向外伸直双腿,感觉腹部肌肉和大腿肌肉紧绷,坚持 5 秒后回复初始姿势。

每天坚持做以上动作 6 组,能有效锻炼腹部肌肉,加强腹肌,利于消除小肚腩。

(2)修长腿

步骤一:双腿分开站立,比肩略宽,脚尖向外展,双手手臂伸直,双手手心相对。收腹挺胸,屈膝下蹲,感觉大腿、小腿及臀部肌肉有紧绷感为好。

步骤二:大腿用力,臀部夹紧,手臂由前向上伸展,手心相对。调整呼吸,保持 10 秒。

步骤三:上身姿势保持不动,并拢双腿,挺腰翘臀,膝盖用力,感觉大、小腿肌肉拉伸。

步骤四:做屈膝下蹲动作,将右腿盘起紧贴支撑腿的大腿上侧。初学者可以用手扶住膝盖和脚踝,以保持身体平衡。坚持 5 ～ 10 秒后放下右腿,换左腿重复该动作后,回复初始姿势。

这组动作每天做 4 组,量力而行,注意保持身体平衡。 坚持做,能够有效缓解长时间坐姿造成的腿部静脉曲张现象,并能锻炼大腿、小腿和臀部肌肉,减少大腿赘肉,令小腿外形呈完美线条。

（3）美人颈

步骤一：找一把结实的椅子，坐好坐稳，双脚脚后跟微抬，同时吸气挺胸，调整呼吸，双手在体侧张开，注意收腹直背。

步骤二：吸气，手臂由外向内，从丹田向上，在胸前时手背相对。

步骤三：手臂继续向上，在头顶处打开，抬头挺胸，努力伸长颈部，脚后跟始终微抬。

步骤四：吸气，放下手臂，向后伸展，注意保持头部上扬，腹部收紧，坚持5秒后回复初始姿势，完成该组动作。

每天坚持做5组该动作，能拉伸颈、胸、肩部肌肉，锻炼背部和手臂，同时有助于放松长时间端坐而僵化的肩颈部。

（4）坚挺胸

步骤一：双手合十，并掌，向胸部用力，双脚打开比肩略宽，调整呼吸，并保持收腹挺胸。

步骤二：腰部直立，吸气，双手手肘慢慢向一起靠拢，感受胸大肌向中间收紧。注意保持上臂与地面水平，前臂与地面垂直。

步骤三：保持并肘状态，呼气，慢慢转动身体呈45度角左右，感受腰侧肌肉收紧，吸气，调整呼吸，保持5～10秒。

步骤四：慢慢转向另一侧，注意保持匀速呼吸，手肘始终尽力靠近。

每天做10组此动作能有效锻炼胸部、手臂及腰侧肌肉，保持胸部坚挺、腰部肌肉有线条感，同时活动脊椎，缓解长时间坐在办公桌前造成的弓背现象。

🍃 健康么么茶

## 冬吃甘蔗防病健身

甘蔗是人们喜爱的冬令水果之一，其含糖量十分丰富，达到18％～20％。值得一提的是，甘蔗的糖分是由蔗糖、果糖、葡萄糖构成的，极易被人体吸收利用。甘蔗还含有丰富的铁、钙、磷、锰、锌等人体必需的矿物质元素，其中铁的含量较高，故甘蔗素有"补血果"的美称。

甘蔗不仅是冬令佳果，而且还是防病健身的良药。医学认为，甘蔗味甘性寒，甘可滋补养血，寒可清热生津，故有滋养润燥之功，适用于低血糖症、心脏衰弱、津液不足、咽喉肿痛、大便干结、虚热咳嗽等病症。

甘蔗还被称作口腔的"清洁工"，甘蔗的纤维含量多，在反复咀嚼时就像用牙刷刷牙一样，把残留在口腔及牙缝中的垢物一扫而净，从而能提高牙齿的自洁和抗龋能力。同时咀嚼甘蔗，对牙齿和口腔肌肉也是一种很好的锻炼，有美容作用。

但由于甘蔗性寒，脾胃虚寒、胃腹寒痛者不宜食用。

需要注意的是，甘蔗如生虫变坏或被真菌污染有酒糟味时也不能食用，避免因此引起呕吐、昏迷等中毒现象。

## 4. 工间锻炼收获健康四步曲

工间锻炼对于办公室久坐族保持身体健康有着不可忽视的作用，每天生活在紧张的节奏中，使不少办公族身心俱疲，而在休息的间隙做些小动作是保持高效工作状态的好办法。

（1）第一步：肩部伸展

具体动作：双手交叉于身体后侧，挺胸，下巴微微收紧，保持腹、背、臀收紧，脊椎骨保持正常状态，尽量向远方伸展手臂，感觉胸部和手臂的伸展，保持平稳呼吸 10～20 次，还原。建议练习 6～10 次。

锻炼效果：可有效缓解胸闷和肩部疼痛。

（2）第二步：体侧伸展

具体动作：保持良好的坐姿，收腹紧臀，尽量保持手臂向上伸展，慢慢呼气，向右侧伸展身体，保持呼吸约 10 秒，左右交替练习。

锻炼效果：可以有效地伸展身体侧面，缓解腰痛和背部侧面的疼痛。

（3）第三步：颈部伸展

具体动作：坐直身体，缓缓抬起右手向上伸展，屈肘，右手轻轻拉住左耳朵，向右伸展颈部，保持平稳呼吸 6～10 次，注意左手手臂自然放松下垂，沉肩。左右交替练习,建议每天练习6～10次。

锻炼效果:可有效缓解颈部疼痛。

(4)第四步:胸部伸展

具体动作:保持良好坐姿,收腹,双臂夹紧,尽量保持小臂垂直于地面,上臂和地面平行。想象双肘之间夹住一张白纸,保持呼吸,保持手肘夹紧状态,上下移动前臂,做15次。

锻炼效果:可有效克服地心引力对胸部的吸引,锻炼胸部上侧和肩膀前侧,加强练习可以缓解上背部疼痛,起到美胸的作用。

## 健康么么茶

### 冬季怕冷多吃御寒菜

冬季怕冷的人多吃一些温热补益的食物,可以滋养五脏、扶正固本、培育元气,促使体内阳气升发。不仅能使身体更强壮,还能起到很好的御寒作用。

冬季的每日饮食中,适当增加主食和油脂的摄入,保证优质蛋白质的供给,热量供给充足。吃点羊肉、牛肉、鹿肉、鹌鹑、海参等具有益肾壮阳、温中暖下、补气生血功效的食物,御寒效果最好。

研究发现,怕冷与缺少某些矿物质也有关,比如钙、铁和碘。钙在人体内含量的多少,会直接影响到心肌、血管及肌肉的伸缩性和兴奋度;血液中缺铁是导致缺铁性贫血的重要原因,体温低、手脚冰冷可能是因为缺铁。因此,补充富含钙和铁的食物可提高机体的御寒能力。而碘可以促进甲状腺素的分泌,增加身体的产热能力,使基础代谢率增强,皮肤血液循环加快,抗冷御寒。富含钙质的食物包括牛奶、豆制品、牡蛎、沙丁鱼、虾等;含铁的食物则主要有蛋黄、猪肝、黄豆、芝麻、黑木耳、红枣等。

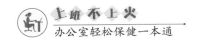
# 5. 上班族的坐椅健身法

上班族大多数人的工作作息时间是朝九晚五,一整天坐在椅子上工作,这样很容易产生腰背酸痛,下肢肿胀、坐骨神经痛等办公室"座椅病"。为此,专家根据这一特点编排了一套椅上的健美操,可使练习者在 10 分钟内消除疲劳,在办公室长期坐着工作的人,可以按下面的步骤,练习椅子健身操:

（1）紧腰收腹

先伸直身体,做一次深呼吸,再紧腰收腹,并保持 2 ～ 3 秒钟,一般重复 4 ～ 8 次,这可强健腰腹肌力,有效预防腰酸背痛。

（2）收紧背肌

两肩向后用力收紧背肌,保持 4 ～ 6 秒钟,一般重复 4 ～ 8 次,这可强健肩背肌力和预防肩背肌酸痛等功效。

（3）撑手抬体

两手撑扶手,用力抬起身体,保持 3 ～ 4 秒钟,一般重复 4 ～ 8 次,这可消除疲劳,去除腹部多余脂肪。

（4）收腹抬臀

先收腹,双手撑起扶手,再收紧臀大肌,并使臀部从椅子上微微抬起一点,保持 4 ～ 6 秒钟,一般重复 4 ～ 8 次,这可强健腰腹、臀部和腿部的肌力。

（5）屈膝抱腿

双腿屈膝抬起,双手抱住小腿,用力使膝盖贴近胸部,一般重复 4 ～ 8 次,这可促进腿部血液循环。

（6）转动腰身

双手叉腰,两脚踩地,再最大幅度地左右转动腰身,一般重复 8 ～ 12 次,这可强健腰腹部肌力,提高腰部的柔韧性,去除腹部的多余脂肪。

这一套椅子健身操,可以锻炼腰部、腹部和腿部的肌肉,活动四肢的关节,促进血液循环,增加心肺的功能,缓解下肢疲劳,办公室的久坐一族,不妨就在自己坐的椅子上试做一下。

## 健康么么茶

### 远离颈椎病的调节法

（1）保持正确坐姿

坐在椅子上，上半身应保持颈部直立，使头部获得支撑，两肩自然下垂，上臂贴近身体，手肘弯曲呈90度，操作键盘或鼠标，尽量使手腕保持水平姿势，手掌中线与前臂中线应保持一直线。下半身腰部挺直，膝盖自然弯曲呈90度，并维持双脚着地的坐姿。

（2）游泳锻炼

因为游泳的时候头总是向上抬，颈部肌肉和腰肌都得到锻炼，而且人在水中没有任何负担，也不会对椎间盘造成任何的损伤，算得上是比较有效的锻炼颈椎的方式。

（3）电脑适当摆放

电脑的摆放高度要合适，将电脑屏幕中心位置安装在与操作者胸部同一水平线上，最好使用可以调节高低的椅子。电脑桌和椅子之间应有足够的空间伸放双脚，膝盖自然弯曲呈90度，并维持双脚着地，不要交叉双脚，以免影响腿部血液循环。

# 6.电脑桌前的健身方法

为了我们的健康不过早透支，长时间在电脑前工作的你，别忘了活动一下疲劳的肌肉，让身体也休息一下。

（1）脸部按摩

用指尖按住头顶部，上下轻按移动。然后再轻轻由太阳穴按摩到下颚处，食指与拇指捏住上眼皮，向外拉，可以重复多次。捏住耳骨向上、向下、向外拉各3次，然后向前、向后各转动3次。

沿着面颊骨轻轻按摩眼睛周围。由鼻孔旁向外按摩至下颚，再回到原点。沿着下颚向下按摩。下颚左右各转动5次。手掌按住鼻尖做圆周运动，每个方向5次。

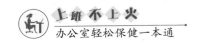
（2）颈部和背部的运动

头慢慢地向前轻点,让下颌尽量靠近胸部,让背部肌肉尽可能地伸展。然后缓缓仰起头,直到喉部的肌肉绷紧,重复5次。

缓慢柔和地向右转头,保持两个肩膀不动。注视你身后的某一个目标,保持5秒后再转回。头再向左转,同样保持5秒。重复做5次。在练习过程中要避免转动速度过快,以防拉伤颈部肌肉或产生眩晕感。

（3）手腕和手臂的运动

先屈前臂,然后伸前臂,按顺时针、逆时针方向旋转手腕,同时伸缩5个手指,然后打开手掌,依次用力合上一根手指。每只手分别做10～15次,每天重复两三遍,能够预防手腕部位出现腱鞘炎等症状。

将两手在胸前交叉按住对侧的肩部,缓慢的自上至下运动两肘,手臂围绕肩关节旋转,每组做20次,每天连续做3组。这个动作可有效防止因过于劳累而引起的手臂酸痛麻木。

（4）腹部运动

收腹运动:双腿分开与肩同宽,腰背挺直,靠紧靠背,收缩腹肌,带动肩部向腰部弯曲,此时背部呈圆弧形。注意腹肌收紧时吸气,放松时呼气。每组做5次,总共3组。

（5）腿部运动

腿部放松运动:背部肌肉放松,靠在靠背上,慢慢伸直膝盖,抬起小腿,能够感觉到大腿两侧的肌肉在用力,两条腿可以交替做。坚持15次,整个身体会有轻松的感觉。

（6）脚部运动

脚的芭蕾练习:两腿膝盖并拢,身体处于端正坐姿,脚掌平放于地面,尽量抬起脚后跟,并注意控制好节奏,使脚部有弹性地上下运动。

运动过程中身体要尽量放松,具体的次数没有限制,只要感觉舒适便可。这个练习有助于缓解小腿肌肉紧张的状况,帮助加快脚部的血液循环。

## 健康么么茶

### 吃蓝莓能缓解眼睛干涩发痒

办公室工作的白领经常出现眼睛干涩发痒，主要是由于长时间使用电脑引起的干眼症。

蓝莓是一种富含花青素的蓝色浆果，它果实近圆形，果肉细腻，甜酸适度。除了含有糖、维生素 E、维生素 A、维生素 B₁ 和维生素 C 外，还富含花青素、有机酸、熊果苷等其他果品中少有的特殊成分，以及丰富的铁、锌、锰等微量元素。其中，它含有的花青素，对眼睛健康非常有帮助。

蓝莓中的花青素能帮助视网膜上的视紫红质再生。人眼能够看到物体是由于视网膜上视紫红质的存在，视紫红质在光的刺激下分解视蛋白和视黄醛发色物质，产生神经冲动向大脑传递，从而产生视觉。

蓝莓中的花青素能有效促进视紫红质的活化和再合成，从而改善人眼视觉的敏锐程度，还能增进视力，对长时间面对电脑的眼睛有很好的保健作用。蓝莓还能帮助强化眼部微血管的弹性，促进血液循环，维持正常眼球压力，对改善用眼疲劳有帮助。

# 7. 办公室工休空隙健身方法

越来越多的高科技办公设备在现代化的办公室中出现。需要我们进行体力活动的机会越来越少，这就需要我们找找空隙，找找机会，挤挤时间来锻炼身体。下面就教你几招，在繁忙的工作里找出锻炼的空隙。

**第一招：复印文件时巧放松**

复印文件等候的过程中，可以放松自己的脖子和肩膀肌肉，伸展自己的四肢，有节奏地转动自己的头部等，这些运动可以帮助缓解颈椎病的疼痛。

**第二招：午餐休息多散步**

饭后一段短距离的散步不仅助消化，而且可以帮助自己放松身体各个部位，还能调节心情；或者饭后保持站立姿势半小时左右，则可以有效防止腹部脂肪的堆积。

**第三招：偶尔健身蹲一蹲**

片刻的休息时间，双脚分离，距离为与两肩宽度相等，然后双手扶着椅子慢慢下蹲，起身站立，如此反复做 10 次。该运动可以增加肌肉强度，也能改善你下半身的曲线。

**第四招：喝茶时间站立好**

工作的间隙，冲茶或者冲咖啡的时候，你可以最大限度抬高一条腿，用单腿轮流站立；或者双腿并拢站立，弯腰、让自己的双手掌触摸地面，这样都能伸展疲劳的身体，使身体得到放松。

🍃 健康么么茶

## 常用电脑应注意皮肤保养

常用电脑的人会发现，自己原本光洁的皮肤渐渐大不如前，如脸上开始出现色斑、黑斑、痘痘或皮肤变得干燥。而且这些情形对女性而言更为普遍。

对此，皮肤科专家认为，这是由于电脑在开机时会产生静电，而静电作用对皮肤有伤害，静电会使荧光屏吸附灰尘、污粒，而电脑族与电脑的距离往往过于靠近，大量的灰尘会落在皮肤上，使毛孔堵塞，色素沉着，导致斑点产生。电脑族大多工作压力大，有可能导致内分泌系统紊乱，出现心身功能失调，以致皮肤干燥、失去光泽，加速皮肤老化。

因此，电脑族首先应尽量避免长时间不动地坐在电脑前，每工作一段时间就应起身休息十分钟。每天用完电脑后要彻底清洁脸部，以防吸附在脸上的灰尘影响肌肤，或是出现小红疹或红斑。想要改善皮肤干燥现象不妨喝马蹄甘蔗汁或者木耳红枣汤，它们不仅能使皮肤的弹性增强，变得细嫩光滑，还有滋阴润肺的作用。

# 8.办公族轻松锻炼方法

办公族工作紧张、压力大，难免会出现上身僵硬，下肢酸乏的现象，不妨趁着工间或中午休息时间，给自己的身体放个小假，做伸、拉、转的动作，来活动一下全身，从头到脚让自己放松一下，是个不错的选择。

锻炼之前先做几个深呼吸，然后举臂扩胸，胸、腹式呼吸兼做。这样可以有效地清除身体内废气，镇静神经，消除大脑疲劳。

接下来做做身体的活动，具体的放松方法如下：

第一步：头部运动。头部做绕环，沿顺时针、逆时针方向交替做。每隔两小时重复几遍即可。

第二步：颈部运动。晃动头部，以摇头、点头方式活动颈部，交替来做。对颈椎病可起到预防、缓解作用。

第三步：肩部运动。自然站立，或取坐姿均可，左肩先向前绕环，重复10次左右。右肩再向前绕环，重复10次左右。

第四步：臂部运动。自然站立，或坐姿均可，身体面对正前方，一臂向对侧平举，另一臂向内下拉引直臂，五指尽量伸展。然后换手臂，做同样姿势动作。

第五步：腰部运动。坐位，两脚尖抵住一固定物，两手放在脑后，先慢慢后仰至最大限度，然后还原，呼气。站立，双手撑腰，从左向右，做腰部环绕动作。然后从右向左，做腰部环绕动作。此动作可增进腰部肌肉的柔韧性，还可缓解腰部的疲劳。

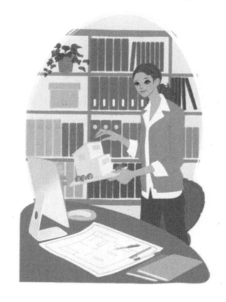

这样的一套动作做下来，从头部、颈部、肩部、臂部到腰部，身体容易疲劳、酸痛的部位都得到了锻炼，对办公族来说无疑是一种健身的好方法。

健康么么茶

## 吃这些食物让思维更敏捷

有研究表明，饮食不仅是维持生命的必需品，在维持大脑正常运转过程中也发挥着十分重要的作用，常吃某些食物有助于人的思维敏捷、精力集中，甚至可能激发人的创造力。

生姜有助于激发创造力。因为生姜中含有姜辣素和挥发油，能够舒张血管使血流通畅，由此能为大脑供应更多的营养物质和氧气，从而提高人的想象力和创造力。脑力劳动者常吃些姜可提高工作效率。

洋葱能使人集中精力。洋葱中有效成分能够扩张血管，改善大脑的血液供应，并能消除心理疲劳和过度紧张。每天吃半个洋葱就能起到良好效果。此外，核桃也是健脑的坚果，常吃核桃也有助使人较长时间内集中注意力。

菠萝含很多维生素C和微量元素锰，而且热量少。中医认为，菠萝有生津、醒脑的作用，还能够提高记忆力。

香蕉是一种能改善"压抑情绪"的水果。有人认为香蕉中含有的各种维生素与微量元素钾，容易使人产生愉快的情绪。

# 9. 办公室自我修炼护肩操

**（1）动作一：负重交替前平举**

练习时两脚自然站立，两腿自然伸直，双手正握重物，手臂也自然伸直，目视前方，挺胸收腹。两手持重物置于体侧，随后先将右臂向前方抬起，向上拉至肩平位置；将右手臂落下后，再将左臂向前方抬起，上拉起至肩部高度，左右交替地进行训练。

**（2）动作二：负重侧平举**

练习时两脚自然站立，两腿自然伸直，两手手心相对，持重物置于体侧，手臂自然伸直，目视前方，挺胸收腹；将意念集中在三角肌处，而以该处的力量将重物由体侧向上平举拉起，待两臂向上举起至肩部高度时，可停顿1～2秒钟。

再将手臂慢慢放下还原。

（3）动作三：负重耸肩

练习时两手可握两本书于体前，两腿开立约同肩宽，目视前方，双臂和两腿均自然伸直；将意念集中在肩部并先用力向上提肩部，随后再向后耸肩；将肩部向下落回还原到准备动作，也就是利用书本的重量使肩部做一个前后大回旋的动作。

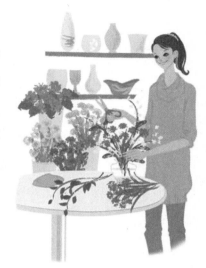

健康么么茶

## 伏案午睡有害健康

很多上班族都有午睡习惯，吃过午饭后就趴在办公桌上睡一觉。专家指出，午睡也要讲科学，在办公桌上伏案午睡的习惯非常不好，对身体健康有多方面的影响。

首先，伏案午睡会伤害眼睛，睡醒后出现暂时性视力模糊，就是因为伏案时眼球被压迫，引起角膜变形、弧度改变。

其次，伏案午睡压迫胸部，会影响呼吸，加重心脏负担。

再次，伏案午睡还会因头部压迫双臂，影响血液循环和神经传导，导致手臂麻木、刺痛。此外，趴着时间长了，还会导致头部缺氧，出现生理性的暂时脑缺血，产生头晕、耳鸣、腿软、乏力等症状。

# 三、午休中的轻松保健法

午休时间，我们吃过午餐还能做点什么呢？这时不想继续在电脑前赶工的你，不如让自己运动起来，哪怕是做几分钟就可以完成的小动作，也可以使得整个上午工作的疲倦一扫而光。下面就为你介绍一些适合于午休时做的小动作，让你的锻炼可以在办公室内完成，足不出户，也能轻松锻炼，强身健体。

## 1. 午休时的瘦腰小动作

我国传统的养生理论中，非常重视腰部的保健和锻炼，素有"腰为肾之府"的说法。自古以来，锻炼腰部的方法不少，大多是通过松胯、转腰、俯仰等运动，来疏通腰部的气血运行，起到健肾强腰的作用。下面介绍几种效果可靠也简便易行的办公室锻炼腰部的方法。

**（1）动作一：前屈后伸**

两腿开立站立，与肩同宽，双手叉腰，然后稳健地做腰部充分的前屈和后伸各 5～10 次。运动时要尽量使腰部肌肉放松。

**（2）动作二：转胯回旋**

两腿开立，稍宽于肩，双手叉腰，调匀呼吸。以腰为中轴，胯先按顺时针方向，做水平旋转运动，然后再按逆时针方向做同样的转动，速度由慢到快，旋转的幅度由小到大，如此反复各做 10～20 次。注意上身要基本保持直立状态，腰随胯的旋转而动，身体不要过分地前仰后合。

**（3）动作三：交替叩击**

两腿开立，与肩同宽，两腿微弯曲，两臂自然下垂，双手半握拳。先向左转腰，再向右转腰。与此同时，两臂随腰部的左右转动而前后自然摆动，并借摆动之力，双手一前一后，交替叩击腰背部和小腹，力量大小可酌情而定，如此连续做 30 次左右。

（4）动作四：双手攀足

全身直立放松，两腿可微微分开，先两臂上举，身体随之后仰，尽量达到后仰的最大程度。稍停片刻，随即身体前屈，双手下移，让手尽可能触及双脚，再稍停，然后恢复原来体位。可连续做 10 ～ 15 次。注意身体前屈时，两腿不可弯曲，否则效果不好。

 健康么么茶

## 久坐族和办公族适合常踮脚运动

踮脚运动对于久坐者很适宜。方法是双足并拢着地，用力踮起脚跟，然后放松，重复 20 ～ 30 次。

踮脚运动不仅可以改善下肢血液回流，避免下肢麻木的感觉，有利于腿部健康。踮脚运动加上收肛，就是踮脚的同时肛门上提，可以预防痔疮的发生。

当然，踮脚走路的效果更好，走路时将足跟提起，完全用足尖走路，行走百步，可以锻炼屈肌，从经络角度看，还有利于通畅足三阴经。也可以足跟走路，就是把足尖翘起来，用足跟走路，这样是练小腿前侧的伸肌，行百步，可以疏通足三阳经。两者交替进行可以祛病强身。

# 2. 办公室里的原地健身操

展胸运动：坐姿，两腿并拢，脚尖着地，上体挺直，同时两臂侧平举向体后振动，幅度逐渐加大，做 16 次，共 2 组。

肩部运动。坐姿，两臂上举，两手交叉，掌心向上向后上方振臂，幅度由小到大，做 16 次。

转体运动：坐姿，两手扶脑后，肘关节外展。上体向左转 90 度，还原，向右转 90 度，还原，做 8 次，共 2 组。

上肢运动：坐姿，两手用力支撑，使臀部离椅子3～5秒，还原，8次。

小腿运动：坐姿，左腿向前伸直、绷脚背、勾脚尖，各做8次，换右腿做8次，共做2组。

压腿运动：站在椅子背面，距离1米左右，右腿伸直，置于椅子背上，左腿直立，手扶小腿，上体向前下压8次，向左转体90度，两手叉腰，并且上体右侧屈8次，然后换左腿，做2组。

踢腿运动：站在椅子背面，距离约0.5米，两手扶椅，右腿直立，上体向前下倾，左腿直膝向后上方用力踢8次，换右腿，做2组。也可侧向椅子背，上体正直，右侧手扶椅背，左侧手臂侧举，右侧脚站立，左侧腿直膝向前踢8次，侧踢8次。

腹部运动：坐姿，两腿并拢前伸，两腿屈膝，大腿上抬，尽量靠胸，还原，做16次，分为2组。

全身运动：站在椅子前，距离约1米，两手支撑在椅子上，两腿并拢后伸，前脚掌着地成俯撑姿势，直体控制30～60秒。

## 健康么么茶

### 音乐有助改善亚健康状况

有些上班族常常抱怨，说办公室太安静，让人感到寂寞。为此，专家建议在办公室里时常播放优美的音乐。

心理学家称，人们长期在过于宁静的环境中工作会产生不良心理，而音乐可激发起人们的不同感情，使负面心理通过优美音乐转化为正面的心理效应。

有些人长期生活在极其安静的环境中，没有人与之聊天，也听不到富有生活气息的声音，时间长了就会变得性情孤僻，对周围的一切漠不关心，从而丧失生活的信心，健康状况日趋下降。声响蕴含的情感极其丰富，特别是那些处于亚健康状态、工作特别紧张而又没有时间休息的人们，可通过听音乐达到松弛调整的效果，使人的大脑深度放松。

# 3. 摆脱松懈臀部的小妙招

挺翘、圆润、结实的美臀,是健美身材不可缺少的部分。想摆脱松懈的臀部,不妨试试下面的妙招。

妙招一:

身体站立,双手叉腰,然后弯曲膝盖,保持微蹲的姿势。然后收腹,接着收臀,此为一组完整动作。继续保持膝盖弯曲,连续做以上动作。

妙招二:

找一把椅子,双手扶着椅背,一腿站直,另一腿在空中向后伸展,约2秒后,再放下,动作可重复10～15次,接着换腿再做。

妙招三:

双脚分开站立,与肩同宽,两臂侧平举成水平状。然后两臂向下至腹部交叉,同时膝盖弯曲,双腿做微微下蹲姿势。然后回复到预备姿势。动作可重复10～15次。

## 健康么么茶

### 头发抗衰老的养生方案

随着年龄的增加,很多人会出现脱发、白发等衰老现象。但也有中年人,甚至年轻人过早地出现脱发或谢顶现象,除了遗传因素或其他疾病之外,主要是因为头皮局部缺乏营养及油脂分泌过多造成的。

抗头发衰老,准确说是抗头皮衰老,其方法是用多排梳齿的梳子梳理头发或用双手按摩头皮。

具体方法:每天早晨、午休、晚上睡前,由前到后,再由后到前,由左向右,再由右向左,如此循环往复梳头数十次至百次。同时,可结合用手指按摩,即用手指缓慢、柔和地自前额发际向头顶做环状揉动,再由头顶揉向脑后至后发际,然后再由两鬓向头顶按摩,用力均匀一致,如此反复十余次,经过按摩之后,头皮会有发热和紧缩之感。长期坚持下去有利于保持头发乌黑发亮。

勤梳理、常按摩有五大好处,第一,能疏通血脉,改善头部血液循环。第二,能使头发得到滋养,发根牢固,防止脱发。第三,能促进头发根部毛囊生长头发。第四,能使黄发、白发变黑。第五,能增加头发的韧性,减少头发断裂。

还要注意的是,洗头时水温不宜太高,不要用重碱肥皂洗头,洗头时,忌剧烈搔抓或用指甲刮洗。

# 4.电脑族的十步健身操

作为电脑族的你一定会有不同程度的肩背肌肉酸痛等症状,如果不及时采取措施,很容易引起病变。为了防止这种现象,你不妨试着抽空练习一下健身操,对缓解肌肉酸痛十分有效。健身操具体动作如下:

第一步:两脚分开站立,与肩同宽,双臂屈曲上举,双手置于头上,抬头挺胸,收腹沉肩,两臂尽量向后外展。

第二步:两脚与肩同宽,屈膝,双臂由上至下,两肘关节尽量内收,低头含胸,收腹弓背。

第三步:两脚站立,稍宽于肩,一腿屈膝,另一腿直立,同侧手屈臂上举,手伸直,置于对侧耳部,并轻轻向下拉引头部,伸展颈侧肌群,重心在直立腿上。

第四步:两腿伸直站立,上面的手放在头上,收腹挺胸,眼睛平视前方。

第五步:两脚前后站立,前腿屈膝,重心在两腿中间,两臂伸直下垂,肩下沉,头部向前伸,拉长颈部的肌肉。

第六步:下肢保持不动,头向屈腿的一方转动,收下颌,同时两臂屈放于腰部,上体随头部转动。

第七步:两脚分开站立,与肩同宽,一臂上举,另一臂下伸,身体侧向拉伸,上臂尽量向远伸。

第八步:下肢不动,身体恢复直立,上臂屈侧展,手握拳,肌肉紧张,下臂伸展,两肩尽量打开,收腹收臀。

第九步:两腿并拢伸直站立,双手分开向后(手可扶墙),头和躯干向后屈,两肩放松。

第十步:下肢不动,双手向前伸展,头和躯干由后向前屈,低头弓背。

这组动作通过头部腰部不同方向的运动,使头部、颈部肌群以及腰部都得到了锻炼,从而调节由于长时间的坐姿,头部对颈椎所造成的压力,预防腰部疾病。

### 健康么么茶

## 倒行运动是个养生良方

倒退行走可以养生。倒退行走时,是脚尖先着地,然后重心向后移到足跟,这样更有利于静脉血由肢体末梢向心脏方向回流,更有效地发挥双足"第二心脏"的作用,有利于血液循环。同时,改变了脑神经常规支配运动的定式,强化了脑的功能。

此外,倒行能使腰背部肌肉有规律地收缩和松弛,有利于腰部血液循环的改善,提高腰部组织的新陈代谢。特别是针对患有不同程度的腰肌劳损的中老年人,长期坚持这项运动,不但可以减轻疼痛,缓解腰肌劳损,而且能矫正姿势性驼背,对改善并增强脊柱关节及四肢关节的功能均有益处。

在此,必须提醒的是:进行倒行运动时必须注意安全,应选择平坦、宽阔、远离马路的地方进行。

## 5.午休不妨练益智健脑操

在生活中,有不少人在早上起床后常有头昏脑涨的感觉,这主要是脑部供血不足所致。这里,我们介绍一套健脑操,对缓解脑供血不足很有效。最好每天做一遍,大概需要六分钟。

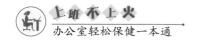

（1）上下耸肩运动

两足分开而立,约与肩宽,两肩尽量上提,使头部贴在两肩膀之间,稍停片刻,肩膀落下。做8次。

（2）背后举臂运动

两臂伸直于后并交叉,随即用力上举,状似用肩胛骨上推头颈部,保持两三秒钟后,两臂落下。做1次。

（3）叉手前伸运动

屈肘,十指交叉于胸前,两手前伸,同时向前低头,使头夹在伸直的两小臂之间。做5～10次。

（4）叉手转肩运动

十指交叉于胸前,掌心朝下,尽量左右转肩。头必须跟着向后转,转动幅度至少要达到90度,左右交替。做5～10次。

（5）前后曲肩运动

两肩尽量向后收,然后用力让两肩向前合,保持两只手握在一起。做5～10次。

### 🌱 健康么么茶

## 巧用食物能祛除皱纹

皱纹是女性的天敌,当细纹爬上了额头,我们有没有好的方法能赶走它呢,你可以试用下面这些食物,内外兼修地赶走细纹。

· 西瓜:西瓜皮用清水洗净后擦面,然后用清水冲洗净脸部,可以使皮肤清爽润滑。

· 丝瓜:丝瓜能去皱,将丝瓜汁混合酒精及蜜糖,把混合后的汁液涂在脸上,待干后再用清水洗净。

· 黄瓜:黄瓜有护肤作用,把黄瓜切成薄片敷在清洁的面部,能使肌肤娇嫩润滑,清除皱纹。

· 橘子:将橘子连皮捣烂,浸入酒精,加以适量蜜糖,放一周后取出使用,有润滑皮肤及去除皱纹的功效。

·香蕉:香蕉捣烂后,加半汤匙橄榄油,搅拌均匀,涂在脸上,有利于祛除皱纹。

此外,合理的饮食也能在抗皱大战中助你一臂之力。

为了留住青春,不妨吃些鱼类、鱼子酱、虾酱、牡蛎、动物肝脏、蘑菇、木耳、花粉等。它们都含有丰富的弹力纤维或者核酸,有助于皮肤保持光滑。

# 6.午休时的健身小动作

困了打个哈欠、伸个懒腰、累了做个深呼吸……日常生活中,人们常在不经意间做些小动作,并认为这是身体的本能反应,然而这些不为人注意的举止,却又有着一些特别的健身功效。

**动作一:常搓、揉、刮鼻子**

鼻子是人体呼吸道的起始,是脏腑与外界相连的门户。常按摩揉搓鼻子,能增强局部气血的流通,帮助肺脏滋润生养、预防感冒。

搓揉鼻子的动作是:先将两只手的大拇指相互摩擦生热后,再放在鼻尖处摩擦 24 次;而后以两手食指分别摩擦鼻翼两侧各 12 次;最后弯曲右手食指轻刮鼻梁,由上向下 10 次。

**动作二:生津吞口水**

中医认为,一个人时刻口水充足,并且能将满溢出来的口水含在口中,再缓缓地吞咽下去,会有滋润五脏,让肌肤细嫩的功效。

具体方法是,首先放松心情,吸气时,要卷舌上扬,舌尖顶于上颚,尽量靠近咽喉组织;吐气后,将舌头平放置于口腔内,上下牙齿轻轻咬合,慢慢加压扣住,稍停轻放,当唾液逐渐充满嘴巴后,做漱口动作 5 ~ 10 次,然后均分 3 次,把口水缓缓地吞下。每日练习生津吞口水的动作 3 ~ 4 次。

**动作三:张开嘴 1 分钟**

每天利用空档时间,以最大限度张开你的嘴巴,一开一合牵动脸上的肌肉,就能起到加速脸部血液流动,延缓局部组织器官老化的作用,使头脑清醒、精神振奋。

坐在椅子上,将嘴巴放轻松,有节奏地一开一合,每回做30次,约1分钟左右。

### 动作四:活动颈部

经常做扭头、转脖子的颈部运动,不但能提神醒脑,也能预防颈椎不适,是伏案工作者和电脑一族最需要练习的小动作。

坐在椅子上,抬头尽量后仰,再将头往前俯,直到下颚抵至胸前为止,让颈背的肌肉群拉紧后再松弛,此时身体向左、右两旁侧倾10~15次后,双手抱握在颈后停留三分钟,如此反复做数次即可达到效果。

### 动作五:双手一紧一松的握拳法

将双手同时紧握成拳,用力一握之后再松手放开。重复进行50次。这种握拳法能增强体内脏器运作的功效,使体力倍增,并能长久保持旺盛的精力。

### 动作六:踮脚尖助心脏血液顺畅

经常站立或久坐的人,下肢常有酸麻胀痛的感觉,严重时下肢血液回流不畅,就会有静脉曲张的现象。为了预防静脉曲张,不妨每天做几次踮脚尖的动作。抬起脚跟,踮起脚尖,这样的小动作能对小腿肌肉产生收缩、挤压的效果,从而让下肢血液的回流更为顺畅,让人气血饱满。

### 动作七:经常按压腋下

经常按压腋下可以活络腋下的淋巴结,调和气血,延缓老化。先将左右手臂交叉在胸前,左手按压右腋下淋巴结,右手按压左腋下淋巴结。

以腕力带动手指有节奏地,以拇指、食指、中指轻轻捏拿腋下肌肉三到五分钟,切记不要用力过度。

### 动作八:伸懒腰、打呵欠

伸伸懒腰、打个呵欠、头部往后仰、两臂往上举,这样有益身心的懒腰操,对于消除疲劳有很大帮助。头部后仰,流入头部的血液增多,使得大脑得到较充足的氧气;当我们腰身后仰时,腰部肌肉得到活动,在一伸一缩中,让腰肌更加发达,还能防止脊椎向前弯曲形成驼背状,维持健美体形。

## 健康么么茶

### 感冒时不宜多运动

对于感冒,有关专家认为目前治疗的主要手段不是药物,而是休息。

人在睡眠时,体内的免疫细胞能制造一种叫"胞壁酸"的特殊物质,这种物质不仅可促进睡眠,而且还能增强人体的免疫功能,对感冒患者颇有好处。感冒患者发热也是一种促进体内"胞壁酸"产生的过程。因此,若感冒时剧烈运动或睡眠减少,则体内的"胞壁酸"生成就会减少。这样,机体的抵抗力下降,病毒便会伺机繁殖,以致病期延长或并发多种疾病,如支气管炎等。

专家建议,如感冒出现发热症状,或有明显的咳嗽、浑身酸痛等症状时,应暂时放下工作,休息两三天,至热退及症状消失时为止。休息期间,应以卧床为主,也可适度散散步。每日应保持 10 小时睡眠,同时注意多饮水,吃一些营养丰富、容易消化的食物,身体才会很快地恢复健康。

## 7.午休时一定要做的瘦腿小动作

办公族们每天久坐且运动量较少,不少人都担心自己的腿部会变得粗壮。那么,如何才能使两腿健美呢? 专家认为,通过持久而缓慢的运动,燃烧多余的脂肪,可以使腿部健美。办公族不妨趁午休时间做做下面的运动,来达到锻炼腿部的目的。

（1）上下运动

坐在椅子上做简单腿部运动,能达到使大腿前部股四头肌紧缩的效果。坐在椅子上,全身放松,双腿伸直,缓慢地将双腿抬平,再缓慢地落下。反复10次。

（2）拍打小腿

坐在椅子上,将一只脚抬高,膝盖弯曲,手微微攥成拳头拍打小腿,左右两

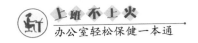

腿各拍打约 5 分钟即可。

（3）脚部踮起下压

将脚的前端置于一个高起的平台上，脚尽量往下压。然后小腿用力向上踮起，让整个人提高。有节奏地重复这套动作，做 20 ～ 30 次，尽量使劲踮起脚、下压，做到感觉有点酸痛时效果更好。也可以用一只手扶住支撑物，帮助身体保持平衡。

### 健康么么茶

## 快走的健康秘诀

"行如风"是形容一个人的走路速度比较快。研究表明，用较快的速度走路，对于促进心血管系统的活动能力、提高呼吸肌的功能、降低血液中胆固醇含量、减少高血压症的发生，都有良好的作用。

那么，怎样的快速步行有利于身体健康，在快速步行时应注意哪些呢？

（1）快速步行与平时的走路稍有不同，快速步行在速度、持续时间及步频上都有一定的要求。时间一般持续在半个小时左右，速度以每分钟120 步左右为宜。

（2）快速步行时，要求身体略向前倾斜，双臂自然下垂，协调地前后摆动于身体两侧，全身重量着力于脚掌前部。步态要均匀、沉稳而有规律，双脚着地重力要一致。要精神抖擞、矫健轻松、充满活力。

（3）在进行快速步行健身时，每人应根据自己的身体情况，做到量力而行。如体质较好的可在步行中结合慢跑进行，而体弱者则应循序渐进地由慢逐渐到快速，距离由短到长。

# 8.还原平坦小腹的小动作

（1）两腿自然开立，两臂伸直向上举起后摆，上体随之挺胸提腰，深吸一口气，使肩、背、腰部肌肉拉长，静止状态坚持 3 ～ 5 秒，然后上体慢慢直立再呼气。

（2）身体直坐，两腿伸直向前抬起，坚持 3 ～ 5 秒，然后弯曲膝盖至胸前，如此循环，一次做 15 ～ 20 组。这套动作主要是依靠腹部的力量，切忌屏气，要保持顺畅有节奏的呼吸。

（3）利用办公桌为锻炼设施。双手撑扶于桌边，两腿并拢伸直，整个身体与桌面形成一个斜角，然后，双臂屈肘使身体下降，全身的重心转移至双臂上，再用两臂和两腿支撑的力量把身体撑起，连续撑 15 ～ 20 次。

（4）两腿分开直立与肩同宽，两手叉腰，向左右转体各 50 次。要求转体时两腿不动，转体幅度要大，直腰，头颈要上顶。

（5）依次高抬腿：两腿站立，上体尽量不动，一条腿膝盖弯曲，大腿尽量上抬，左右交替，连续反复各做 50 次。

## 健康么么茶

### 减肥不当小心脱发

有研究表明，年轻女性盲目减肥，可引起脱发。不少女孩子每天以蔬菜水果为主食，不吃肉，很少吃主食，加上剧烈运动，迫使体重急速下降，结果是身体苗条了，但头晕目眩、脱发、皮肤干燥等与"美"背道而驰的"症状"也接踵而至。日本专家的统计资料显示，与"减肥热"相伴而来的是脱发者不断增多，其中不少是 20 多岁的年轻女性。

减肥减的是体重，为什么头发也会随之"消失"呢？和人的身体一样，头发的生长同样需要营养支持。据研究，头发的主要成分是一种称为鱼朊的蛋白质，而其生长还需要锌、铁、铜等微量元素和必需脂肪酸等。而节食减肥者以蔬果为主食，不吃肉类和谷类，这样一来，蛋白质、脂肪、微量元素这些头发生长的重要物质都会严重不足，头发的生长就成了"无本之木""无源之水"，脱落也就不奇怪了。中医认为，头发与肾有关，"肾为先天之本，其华在发"。同时头发的生长与脱落、润泽与枯槁还与人体气血的盛衰有着密切关系。因此，年轻人脱发可能与肾气不足或血虚有关。如果减肥单吃果蔬，不吃肉类和谷类，必然导致营养不良，不能滋阴补肾、养血荣发。

减肥者一旦出现了脱发，必须马上终止错误的减肥饮食计划，采用平衡膳食。多吃一些蛋白质、脂肪、糖类、维生素，以及铜、锌、铁等矿物质含量高的食物。如：瘦肉、蛋类、鱼类、豆类、黑芝麻、核桃仁、桂圆肉、大枣等，以养血益肾，恢复体质，促进头发生长。

## 9.四招能消除腰部多余赘肉

腰部是身体的中心，与体型的美丑有很大关系，要想使腰部变得匀称，给人一种纤细健美的感觉，可以进行以下腰部健美操锻炼。

（1）站在地上，两手叉腰，两腿分开，先自左向右扭转腰部，使身体转动，再自右向左扭转腰部，使身体转动，左右各20次。

（2）站在地上，两腿分开，做向前弯腰的动作，先用右手摸左脚，再用左手摸右脚，各摸10次。

（3）保持站立姿势，让身体的背部靠近墙面，双手分别自肩上扶住墙，身体尽量向后弯，头向后仰，一直弯到不能再弯为止，连续5次。

（4）双脚分开，站立在地上，两手叉腰，先使腰部向前弯，再使腰部向后弯，然后再分别向左、右弯，四个方向轮流弯腰，每个方向做5次。

健康么么茶

## 减肥不可盲目一味求快

女性是对肥胖最为"敏感"的人群,各种减肥误区在女性中最为普遍。由于轻信不科学的减肥方法、盲目节食或过度运动,厌食症、月经失调、营养不良、贫血等减肥"并发症"时有发生。

脂肪并非一无是处,因为脂肪与人体许多必需激素的分泌有关,对女性的正常代谢及生育起着重要作用。因此,对于那些体重指数理想,尤其是那些已经偏瘦的女性来说更没有必要盲目减肥。

专家强调,对于那些真正需要减肥的女性来说,也应当根据不同情况"对症下药"。首先,要留意病态的肥胖。因此,女性如果出现体重骤然增加、月经不规律等情况要及时就诊,找出引起肥胖的原发病,并积极治疗。

其次,对于单纯性肥胖女性来说,调整生活方式,控制摄入热量与消耗热量的比例才是正确的减肥方法,简单来说就是要保持"吃"与"动"的平衡。如果一味拒绝脂肪和蛋白质,或者只吃菜不吃饭,甚至以水果代餐,虽然能在短期内取得"变瘦"的效果,但一旦恢复正常饮食,往往会反弹得更快,且饮食长期不均衡还会引起月经失调、营养不良、贫血等不良后果。

专家建议,合理减肥不妨养成少食多餐、饭前适当喝汤的习惯。更重要的是在此基础上保持定量的运动,每天快步走30~40分钟,每周保持1~2次有氧运动,尤其是在晚饭后适当运动,能减少体内脂肪的合成,起到事半功倍的减肥效果。

减肥切不可求快,每月减重2～5千克左右为宜。如果一味追求那些所谓迅速减肥的方法,不但容易迅速反弹,而且可能损害身体健康。

# 第二章 办公室健身动作轻松保健

办公室的久坐族每天八小时与电脑为伴,有时甚至回到家中还要挑灯夜战,加班加点地熬夜工作,没时间锻炼自然是无可奈何的事。

这一章中,我们特别为平时在办公室忙碌的人们准备了只需用短短几分钟就能健身保健的好方法,这些动作既简单又实用,每天只需要坚持做一些小动作就可以达到保健的目的,是办公室久坐族必备的保健良方。

# 一、女性简单瑜伽轻松保健

瑜伽是一个通过提升意识,帮助人们充分发挥潜能的哲学体系及其指导下的运动体系。瑜伽姿势是一个运用古老而易于掌握的方法,提高人们生理、心理、情感和精神方面的能力,是一种达到身体、心灵与精神和谐统一的运动形式。

久坐办公室的上班族,身体往往处于极度的紧张和疲劳中,如果长时间得不到放松,身体状况很容易亮红灯,比如头晕头痛、颈肩酸痛、腰酸背痛等。练习瑜伽,能充分锻炼肌肉和关节,最大限度地放松全身,让身体保持在最佳状态。下面不妨就来试试瑜伽这种流传几千年的神奇保健法。

## 1. 能健身保健的瑜伽动作

整天工作面对电脑,眼睛酸胀、头昏脑涨的办公族女性不妨学做简单的瑜伽动作,让自己轻松面对一天的工作。

(1)坐姿呼吸

坐在椅子上,吸气,脊背直立,双肩放松。

呼气,头部向左侧扭转,小腹微收,双膝尽量收紧。

随吸气头回到正位,呼气转向另一侧,下半身保持不动,上半身可随着头部小幅度转动。

功效:防止含胸驼背的产生,活动颈椎、脊柱。提高精气神,增加下午工作的效率。

(2)肩背伸展

站立或坐于椅子上,吸气,脊柱直立,双手高举过头顶。

呼气,双手交握,双肩尽量向后展开。

眼睛注视手臂肘关节的方向,保持2～3次呼吸。

功效:加强背部肌肉,锻炼脊柱,活动肩关节。

（3）高山变式

坐于椅子上,双膝关节并拢,脊柱直立。

吸气,双手臂在背部反扣,手掌合十。两肘内收。

呼气。转头看向身体的一侧。

保持2～3次呼吸。

吸气回正,呼气重复另一侧。

功效:缓解肩颈的压力,预防肩周炎、颈椎病的产生。

提醒:做不到手臂在背后反扣手掌,可以将十指交扣于身后,自然伸直。但是一定要两手臂向内收。

（4）单腿屈膝

坐立于椅子上,吸气,抬起左腿水平于地面,弯曲右腿置于左膝之上。

呼气,保持右腿的大腿内侧收紧,脚尽量贴住左膝。

保持自然的呼吸,脊背挺直,感觉有一条绳子在头顶拉着我们的身体不断向上。

交换另一侧腿完成姿势,每个动作的时间应持续15秒钟以上。

功效:舒展腿部韧带,拉伸脊柱肌肉。

（5）蹲式莲花

在椅子旁蹲立,双膝左右打开,脚后跟抬起,臀肌内收。

吸气,脊柱直立,一侧手臂向上延展,另一侧手臂轻抚旁边的椅子下盘,尽量保持稳定,腰侧和头颈尽量向一旁拉伸,伸展。保持2～3次呼吸。

功效:防止长时间久坐不动带来的下半身浮肿,刺激盆腔血液循环,灵活髋关节,舒展腰背肌。

（6）简易树式伸展

在椅子旁站立,吸气,同时弯曲右膝;呼气,右脚掌抵住左大腿根部。

吸气,一侧手臂向上高举过头顶,转动头部轻贴手臂。

另侧手掌轻抚旁侧椅子,脊背向上,收紧臀部。

保持2～3次呼吸,可将眼睛闭起。

功效:加强腿部力量,加强身心的专注及平衡能力。

## 健康么么茶

### 办公族的"亚健康"处方

如今我们身边"亚健康"的人越来越多。下面不妨一起看看专家为"亚健康"人群们开出的处方。

第一是营养要均衡,合理膳食。保证摄入足量的维生素、脂肪、蛋白质、膳食纤维、碳水化合物和矿物质等营养物质,在每天的三餐膳食中各类营养物质保持均衡。

第二是适量补充维生素。从事文字工作或经常操作电脑者容易眼肌疲劳,视力下降明显,维生素A对于预防视力减弱有一定效果,要多吃海鱼、猪肝、韭菜等食物;经常久坐在办公室里的人日晒机会少,需多吃海鱼、鸡肝等富含维生素D的食物;当人承受巨大的心理压力时,所消耗的维生素C将显著增加,应尽可能补充新鲜蔬菜、水果等食物。

第三是注意补钙。喝牛奶、酸奶等乳制品,吃鱼干等富含钙的食品,可以避免发怒,防止攻击性行为的发生,起到镇静作用。

第四是应酬过后需饮食调理。常在外应酬就餐者获得的维生素和矿物质不足,平时应多食用蔬菜、水果、豆制品、海带、紫菜等食品。

## 2.办公室里坐着也能练的瑜伽

动作一:椅上丹田呼吸式

坐在椅子的前1/3处,并拢双脚,后背挺直。慢慢抬起双手,一手在上一手在下轻轻扶着腹部,吸气,肚子慢慢鼓出来,感觉新鲜的空气充满身体,吐气,肚子慢慢向内收紧,反复吸气呼气,双手慢慢放下,调整呼吸。

功效:可稳定情绪。

动作二:椅上敲打式

坐在椅子前 1/3,双脚并拢,后背挺直。双手握空拳慢慢举起,在头顶上下左右轻轻敲打 30 秒,均匀呼吸,双手慢慢放下,全身放松,调整呼吸。

功效:预防头晕、头痛,促进血液循环,提神醒脑,消除疲劳。

**动作三:椅上舒压式**

坐在椅子前 1/3,双脚并拢,后背挺直。慢慢抬起双臂,掌跟向前手指向后,肘关节向两侧打开,双手掌跟压住太阳穴。吸气,手掌向内挤压,闭眼,专注动作,屏气,吐气慢慢松开,反复动作。慢慢放下手臂,全身放松,调整呼吸。

功效:预防头痛、头晕。

### 健康么么茶

#### 练习瑜伽需量力而行

瑜伽运动取法自然、动作独特,通过调整气息、身心统一、动静结合等方式,来达到强身健体、修身养性的作用。瑜伽运动可以增强身体柔韧性,非常适合女性来锻炼。不过,瑜伽锻炼最讲究循序渐进、适时适量,女性在练习的时候一定要掌握适度原则,量力而行,切勿贪多求快,否则会对身体造成不小的伤害。

与专业人士相比,业余爱好者和初学瑜伽者,身体的柔韧性和灵活性都要相对差一些,肢体比较僵硬。而瑜伽动作对身体柔韧性的要求又比较高,因此,非专业人士和初学瑜伽的女性一定要根据自身的条件来制订恰当的锻炼计划,千万不要好高骛远,以免对身体造成损伤。

## 3. 午休时的暖身瑜伽招式

很多白领女性平时疏于运动,导致体内气血循环不畅,每到冬季,遇到天寒地冻,对她们来说都是一种考验。怎样才能让自己在寒冬时节保持气血畅通呢?

有兴趣的人不妨试试采用瑜伽运动暖身,不仅身体暖起来,而且能使自己的精力被有效激活。

喜欢做瑜伽的办公族女性，可以在中午休息的时间做一组摩天式、幻椅式、直角式的瑜伽动作，即健身又暖身。下面简单介绍这几式瑜伽动作的操作方法。

（1）摩天式瑜伽动作

第一步：直立，双脚与肩同宽。吸气，双臂慢慢高举过头部，伸直双臂，双手交叉，转动手腕，掌心向上。

第二步：呼气，双臂带动上身慢慢弯下，尽量做到上身与地面平行（可根据个人的能力而定）。

第三步：吸气，双手慢慢举起，双手分开，呼气，从身体两侧落下。回复到站立姿势。

（2）幻椅式瑜伽动作

第一步：站立姿势，将两臂径直高举头上，双掌合十。

第二步：呼气，屈膝，放低身体，就像坐在一把椅子上。大腿应尽量与地面平行，胸部尽量向后收。匀速呼吸，保持这个姿势30秒左右。

第三步：吸气，放下两臂，回复基本站立姿势。

此动作可强壮腹部器官，按摩心脏。

（3）直角式瑜伽动作

第一步：两脚靠拢，挺直身体，双手合十，高举过头。

第二步：呼气，向前弯下身体，直到背部和双腿形成直角，两眼注视双手；呼吸要自然，保持30秒。

第三步：恢复直立姿势，重复动作5次。

此动作可促进血液循环，放松两腿肌肉，纠正驼背和脊柱弯曲，消除身体的紧张感。

每周坚持做2～3次这样的运动，不仅可以暖身，还能增强身体柔韧性。

🍃 健康么么茶

## 贫血患者吃饭时不宜饮茶

贫血是常见病,尤其是缺铁性贫血者最多见。缺铁性贫血患者体内缺铁,影响血红蛋白的合成,病人会出现面色苍白、头晕、乏力、气促、心悸等症状。

贫血患者饮茶会使贫血症状加重。因为食物中的铁是以三价胶状氢氧化铁形式进入消化道的,经胃液的作用,高价铁转变为低价铁(二价铁)才能被吸收。可是茶中含有鞣酸,这些物质在胃肠道易与食物中的铁结合,变成一种不能被人体吸收利用的不溶性鞣酸铁,从而影响人体对食物中铁的吸收和利用。

据研究,饮茶能使人体对食物中铁的吸收量减少50%以上,使贫血病情加重,所以贫血病人不宜饮茶,尤其是在吃饭的时候。

# 4.女性简易瑜伽美背健身操

办公一族天天忙忙碌碌,在电脑前度过大部分时间,肩部、颈部、背部等部位的疲劳经常会袭击您的身体,下面就让我们一起来做一下这套为坐班族精心准备的瑜伽美背操,能够调节颈肩部的疲劳,促进肩部、颈部和背部的血液循环。

其操作方法如下:

第一步:伸展双臂。两臂舒展,与肩部平齐,胳膊肘向后倾,双手握拳,用力将胳膊舒展,反复做20～30次。能够放松肩部肌肉。

第二步:平展肩部。右手抓住左上臂,将左手放置到背后,旋转上身,左右旋转3～5次。可以舒缓疲劳的脊椎和颈部,达到平衡左右肩膀的效果。

第三步:舒展腰部。将两手放在膝盖上,然后将身体重心分别放在左右腿上,使骨盆周围的肌肉能够得到充分的运动,反复做50次。能够舒展腰部和肩部,让脊背更加挺直。

第四步：弯曲下倾。身体微微向前倾，不要用力过猛，只要做到感觉到轻松即可，反复10次左右。可锻炼腰部和颈部肌肉。

上班族在做瑜伽美背操的同时，也不要忽略日常的脊背保护，注意站姿、坐姿，不要坐太久，背部不要着凉，不要提重物，床铺不要太软或太硬，弯腰、抬起的动作要缓慢，不要猛烈，不要过于劳累。

### 健康么么茶

## 游泳帮你远离颈椎病

脊柱外科学的理论认为，长期低头伏案工作，颈椎始终维持在前屈位，颈后肌群长时间处于紧张状态，极易引发颈椎小关节紊乱、颈项肌劳损、落枕、项背肌筋膜炎甚至颈椎病。

游泳作为全身运动，需要上肢、颈项部、肩背部、腹部及下肢的肌肉"全体"参与，能有效促进全身肌肉的血液循环。如游蛙泳进行呼气时要低头划行，吸气时头颈部要从平行于水面向后向上仰起，这样头颈始终处于一俯一仰的状态，正好符合颈椎病功能锻炼的要求，可全面活动颈椎各关节，有效促进颈周劳损肌肉和韧带的修复。

在游泳时，上肢要用力划水，可锻炼肩关节周围和背部的相应肌群。同时，人在水中划行时，水对人体产生的摩擦力及水对人体产生的压力，对人体各部位的肌肉都能起到良好的按摩作用，也可促进皮肤及肌肉的血液循环，增强细胞的代谢。

由于人体在水中无任何负担，不会对颈椎间盘造成任何压迫，也不会造成关节和肌肉的冲撞性损伤。由此可见，经常游泳不但能有效防治颈椎病，同时对全身所有肌肉、关节都有好处。游泳适宜早期或恢复期颈椎病患者、颈背肌筋膜炎患者。一般每周3～4次，每次30～60分钟，连续坚持3个月为一个锻炼周期。

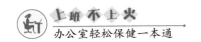
## 5. 办公族最爱的椅上瑜伽

**动作一：椅上敷眼式**

坐在椅子前1/2，双脚并拢，后背挺直，深呼吸，两手掌心相对，摩擦发热后，轻轻放在眼睛上，将热气传递到眼部，缓慢呼吸，重复练习，放下手臂，全身放松，调整呼吸。

功效：预防眼睛干涩，消除眼部疲劳。

**动作二：椅上灌顶式**

坐在椅子前1/2，双脚并拢，膝盖伸直，后背挺直，双手自然下垂，深呼吸。慢慢抬起双手，握空拳，两手上下轻轻敲打头顶的百会穴，保持自然呼吸，轻轻闭上眼睛，注意力放在头顶百会穴，不要屏气。慢慢放下手臂，全身放松，调整呼吸。

功效：预防头痛、失眠、头晕。

**动作三：椅上压头式**

坐在椅子前1/3，双脚并拢，后背挺直，深呼吸，慢慢抬起双手，十指相扣托住后脑，肘关节向两侧打开，吸气，吐气，慢慢低头，向下伸展颈椎，两肘关节向下，缓慢呼吸，每一次吐气继续向下伸展颈部，吸气，头慢慢还原，放下手臂。

左手叉腰，右手从头上扶住左耳，吸气，吐气，颈部慢慢向右侧弯，眼睛向前看，上身不动，停留做深呼吸，吸气，头慢慢还原；反方向练习。吐气，慢慢放下手臂，全身放松，调整呼吸。

功效：使颈部柔软，美化颈部线条。

### 健康么么茶

### 牙齿日常保健四法

牙齿保健是一项长期的工作，日常的护理非常重要，我们多掌握一些牙齿日常护理的方法和技巧很有必要，做到持之以恒地爱护牙齿。

（1）每天必做功课是有效刷牙

　　每天刷牙 3 次,每次刷牙时间不少于 3 分钟。且要注意将牙刷刷毛与牙面成 45 度角,转动刷头,尽最大的可能每一颗牙齿都刷到,让牙刷在上下牙列面间来回移动,以清除深处的残垢。不要横着刷牙,也不要非常用力。

　　（2）经常吃"爱牙食品"

　　凡是高纤维食品,比如蔬菜、粗粮、水果等对牙齿都很有利。经常吃点芹菜、卷心菜、菠菜、韭菜、海带等,有利于促进下颌的发达和牙齿的整齐。含钙较高的肉、蛋、牛奶都可以多食用。避免食入过多的甜食。少吃蛋糕、干果和葡萄干等含糖高的食物。

　　（3）洗牙不能少

　　口腔卫生状况差,是引起牙周病的主要因素。利用超声洁治等手段及时清洗口腔内的牙菌斑、牙结石就是人们所说的"洗牙",它是预防牙周病的主要手段之一。刷牙和洗牙不能相互代替,因为牙齿在彻底清刷后的数小时内即可有新的菌株形成,在 30 天内可达到最大量,如果我们不注意口腔卫生或刷牙方法不正确,牙齿表面就会有大量菌斑积聚,特别是牙刷刷不到的部位,久而久之即成为牙结石。如果牙齿表面有牙菌斑、牙结石,而又没能及时消除,就可引起牙龈炎、牙周炎等一系列疾病,可选择每半年或一年洗一次牙,彻底清除日常刷牙没能刷掉的物质。

　　（4）定期检查牙齿

　　早期牙齿破坏不易被发现,当牙齿产生疼痛时,再进行治疗,难度加大。因此每隔半年应做一次牙齿检查,做到"防患于未然"。

# 6. 预防腰背酸痛的瑜伽动作

　　放下手头的工作,抽出 20 分钟的时间,做做这套专为办公室人员设计的瑜伽,长期坚持,你一定会发现它的美妙之处。

动作一:

步骤一:坐在椅子上,上体正直,双手自然放在大腿上。

步骤二:头部分别向前、后、左、右方向尽量伸展。做 2 次。

步骤三：颈部放松，头部顺、逆时针转动1周。做3次。

步骤四：颈部直立，慢慢转向左侧，均匀呼气的同时将下巴放到肩膀上，保持5次均匀呼吸，慢慢还原。换右侧再做1遍，左、右侧各做2次。

功效：伸展头、颈、肩，可治疗颈椎病、肩周炎。

动作二：

步骤一：在椅旁站立，双脚分开与两肩同宽。

步骤二：吸气，两臂打开，与地面平行。

步骤三：呼气，腰部向左侧弯曲，左手放在椅子坐面上，双臂成一条直线。

步骤四：头扭转看右手，正常呼吸5～10次后，慢慢还原。换另一侧重复，双侧各做2次。

功效：对脊柱和背部来说，这是一个极佳的锻炼方法。它拉伸脊柱和背部肌肉，强壮背部，消除背部疼痛，扩张胸部，增加肺活量，减少腰部的脂肪。

## 健康么么茶

### 办公室里这样坐才最健康

如果有人问你，你会坐吗？你一定会发笑，我整天"坐"在办公室怎么能不会坐呢？

事实上，并不是每个人都能掌握正确的坐姿，让自己坐得舒适，坐出健康。

一般来说，高度合适的椅子能让你坐上去时脚底接触到地，此时膝盖弯曲呈90度，前面有足够的空间让小腿前伸五六厘米的距离。最合理的坐姿应保持上身挺直，收腹、下颌微收，两腿并拢。如果椅子有靠背，则身体可以在保持上述姿势时，略微往后靠，让脊椎自然弯曲，尽可能紧贴椅背，这样椅子靠背可以帮你承担身体的部分重量，减少腰背部发生肌肉劳损的机会。

# 7. 练瑜伽能缓解小腿酸胀疼痛

**动作一：**

站姿预备。

双手扶住墙面，将右脚向身前伸，脚尖踩在墙上，脚跟点地。此时小腿后侧会有伸展的感觉，停留片刻。

结束后换左侧练习。

**动作二：**

站姿预备。

右脚往前踩一小步，右腿微弯；左腿打直，此时会感觉左腿小腿肌肉确实被伸展到。

结束后换腿练习。

弓箭步对于伸展小腿肌肉是一个最简单且容易完成的动作，在久站或是穿着高跟鞋一整天之后，可以多做弓箭步拉长小腿肌肉，避免小腿部位的肌肉麻痹。

**动作三：**

站立预备。

左腿弯曲，左手抓住左脚跟，将脚跟往臀部后方带，这个动作可以伸展左腿前侧肌肉，重心如果不稳的话，可扶着墙面练习。

结束后换另一侧练习。

如果因工作需要得久坐，最好每工作一个小时起身走动一次，以利于腿部血液循环，做做上面介绍的伸展动作，能帮你缓解小腿肿胀或酸痛的症状。

🍃 健康么么茶

## 办公族的饮食恶习要当心

（1）饮水不足

办公室一族在工作中，由于精神高度集中，很容易忘记喝水，造成体内水分补给不足。体内水分减少，血液浓缩及黏稠度增大，容易导致血栓形成，诱发脑血管及心血管疾病，还会影响肾脏代谢的功能。因此，应保持每隔一段时间喝杯水，不要等口渴时再一次饮大量的水。

（2）用保温杯泡茶

茶叶中含有大量的鞣酸、茶碱、茶香油和多种维生素，用80℃左右的水冲泡比较适宜，如果用保温杯长时间把茶叶浸泡在高温的水中，就如同用微水煎煮一样，会使茶叶中的维生素遭到破坏，茶香油大量挥发，鞣酸、茶碱大量渗出。这样不仅降低了茶叶的营养价值，减少了茶香，还使有害物质增多。可以用玻璃杯给自己泡茶，避免健康隐患。

（3）午餐进食速度过快

很多办公室一族的午餐，都是在非常匆忙的状态下吃完的。进食速度过快，食物未得到充分咀嚼，不利于口中食物和唾液淀粉酶的初步消化，加重肠胃负担；咀嚼时间过短，迷走神经仍在过度兴奋之中，长此以往，容易因食欲亢进而导致肥胖。吃饭时应把速度降下来，细嚼慢咽。

# 8.瑜伽五式动作帮你瘦腰

**动作一：加强三角伸展式**

具体做法：

步骤一：双腿分开，双臂侧平展开，右脚尖转向右侧，吸气。

步骤二：呼气，弯曲右膝。

步骤三：上身缓缓向右侧弯曲，右手在脚后侧扶地，左臂向上伸直，尽量保持双臂上下成一条直线。

步骤四：左臂尽量向侧伸平，同左侧侧腰、髋部形成一条直线，保持30秒，自然呼吸。慢慢还原成直立姿态,换对侧再做。

次数:左右两侧各做 3 次。

效果:伸展并收紧侧腰部,刺激胃肠蠕动,有助于消化,加强腿部力量。

**动作二:扫地式**

具体做法:

步骤一:双腿分开略比肩宽,吸气,双臂上伸。

步骤二:呼气,上身向左侧 45 度方向前倾。

步骤三:前倾到极限,双臂自然下垂,或双手扶地。

步骤四:上身和双臂横移过右侧,吸气。

步骤五:呼气,双臂伸直,和上身一起沿右侧 45 度角方向抬起。

步骤六:还原到起始状态。按反方向顺序再做一遍。

次数:左右侧各做 3 次。

效果:灵活腰椎,减少腰部脂肪,伸展并放松背部肌肉,强化脊柱。

**动作三:风吹树式**

具体做法:

步骤一:双腿分开同肩宽,双臂向上伸直,五指交叉,挺直脊柱,抬起脚跟,吸气。

步骤二:呼气,身体向左侧弯曲到最大限度,脚跟不落。保持数秒。

步骤三:吸气,还原。

步骤四:呼气,再弯向右侧。

次数:如此反复,做 5 ～ 6 次。

效果:消除腰部、腹部多余赘肉和脚踝的赘肉。

**动作四:转躯触趾式**

具体做法:

步骤一:双腿分开到最大的限度,双臂侧平,吸气。

步骤二:呼气,上身向左侧扭转并俯身前倾,右手尽量够左脚。吸气,还原。

步骤三:呼气,再转向右侧,重复上述动作。

次数:如此反复,共做 12 次。

效果：减少腰部赘肉，柔软腿部韧带，按摩内脏，对消化系统有益，并活化颈椎。

## 健康么么茶

### 这些水果让你吃出小蛮腰

苹果中含有丰富的果胶，可与一些毒素结合，加速排毒功效并降低热量吸收，此外苹果的钾质也多，可以防止腿部水肿。慢慢地咀嚼有点硬度的苹果，将其有效成分释放出来，不仅有饱足感，而且热量也不高。

葡萄柚中酸性物质可以促进消化液的分泌，帮助消化，而且营养也容易被吸收。此外它含有丰富的维生素C，大约一个葡萄柚就有100毫克维生素C，葡萄柚不仅可以消除疲劳，重要的是它含糖较少，适合减肥者食用。

番茄是常见的食材，番茄含有番茄红素、膳食纤维及果胶，可以促进肠胃蠕动。而且其独特的酸味可以刺激胃液分泌，提升食物的口感，是很好的健康料理食材。

菠萝被视为瘦腰的食材之一，因为菠萝中的蛋白分解酵素含量较高，可以帮助肉类的蛋白质消化，但是如果在餐前吃的话，很容易造成胃壁受伤，因此利用吃菠萝来瘦身的话一定要注意时间问题。

香蕉含有丰富膳食纤维、维生素A、钾等，所以调整肠道功能、强化肌肉、利尿通便功效，此外香蕉含有易被人体吸收的糖类物质，吃了以后可以迅速补充体力。而且香蕉很有饱足感，只要吃上一根就可以果腹，可别因它甜滋滋的就以为它不利于减肥。

## 9.眼部保健瑜伽缓解视疲劳

瑜伽是一个非常古老的健身方法，集哲学、科学和艺术于一身，近年来在世界各地迅速流行，并受到广大健身爱好者的热捧。但是，你有没有听说过眼睛也可以做瑜伽？ 其实，瑜伽对缓解眼部疲劳、去除黑眼圈等也有一定的功效呢。下面介绍几种眼部瑜伽的动作,大家不妨试试。

动作一:

任何舒服的坐姿或站姿,放松双肩,挺直背部。双手手臂与肩同高。右臂平伸,右手握拳,拇指向上竖起。左臂从关节处弯曲,左手大拇指指向鼻梁处。保持头与颈部不动,双眼视线看右手大拇指,再移回到左手大拇指。练习10 ~ 20 次后休息。

作用:提高眼肌的集中力,有效缓解因长时间盯视某一点所造成的疲劳感。

动作二:

端坐在椅子上,挺直腰背,吸气,眼球向上动,稍作停留,吐气,眼球往下动,稍作停留,吸气,眼球向左动,吐气回正,吸气,眼球向右动,吐气回正,上下左右来回数次后,闭眼休息放松。

作用:消除眼部疲劳,使眼睛炯炯有神,可预防视力减退及近视。

动作三:

任何舒服的坐姿或站姿,放松双肩,挺直背部。手臂与肩同高,双手握拳,大拇指向上竖起。保持头与颈部不动,双眼视线同时看向右侧的大拇指,接着再转移到左侧的大拇指。左右为一次,练习10 ~ 20 次后休息。

作用:活动眼部肌肉,减缓眼部疲劳,提升眼神的灵活度。

动作四:

任何舒服的坐姿或站姿。放松双肩,挺直背部,双手掌心合十,快速地将双手掌心对搓,搓热后将手掌在眼前展开(双手与眼睛保持适当的距离)慢慢睁开双眼,感觉手掌中的热度。可以根据眼睛的疲劳程度决定练习的次数。

作用:放松眼部神经,有效缓解眼部疲劳。

眼部瑜伽应该注意的事项:

练习前保持面部干净,头部放松;保持手部清洁。

坐姿为上身保持笔直,两手放在大腿上,脊柱、颈部、头部伸直,保持在一直线上。双目平视前方,正常腹式呼吸。

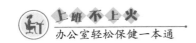

健康么么茶

## 想要排毒这样吃

（1）饮食结构要多样

不同的食物中含有不同的营养成分，为保证能够获得人体所需要的全面营养，在日常的饮食结构中，应尽量做到多样化，食物种类过于单一，必然导致维生素或矿物质的缺乏。

（2）食量要控制

俗话说，饭吃七分饱，如果每餐吃得过饱，就容易给肠胃造成很大的负担，一般吃到七八分饱为好。

（3）饮食要养成规律

由于生活节奏快，不少人的三餐时间并不固定，经常饥一顿饱一顿，不少人是早餐午餐合在一起吃，而晚餐又相当丰富。其实，这样不规律的饮食必然使肠胃消化功能受到影响，因此，应避免暴饮暴食和饮食不规律。

（4）多吃天然食物

天然的食物是最健康的食物，新鲜、未经过加工的蔬菜水果都能够最大限度地保留营养素，水果和蔬菜中含有大量膳食纤维和多种维生素，有利于人体健康，而有些经过深加工的食物，由于食品工艺上的要求，往往被加入各种食品添加剂，如果长期食用此类食物，容易造成毒素在体内的堆积，影响人体健康。

# 10. 办公室瑜伽解乏又瘦身

长久坐在办公桌前，你是不是总觉得腰酸背痛呢？现在教你一种简单的办公室瑜伽，不仅能缓解疼痛还能瘦身。

（1）椅上压头式

头颈部也需要适时的放松调节。坐在椅子上时，可以利用这一动作拉伸颈部肌肉，放松大脑，缓解工作中脊柱所受的压力与两肩的紧张度。

在手臂的抬放、拉伸过程中，更能起到纤瘦手臂之效。注意，在进行上半身小范围内侧身运动时，必须保持脊柱直立。

招式动作：

第一步：调整好坐姿，保持脊椎直立，调匀呼吸。

第二步：吸气，抬左手，扶在头部另一侧，呼气，头部向左侧伸展，右肩放松，保持几秒钟，吸气，头部复原，放下左手。

第三步：左右手位置互换进行相同动作的对侧练习。

（2）椅上肩背式

手臂曲线美尽在此招。相对于椅上压头式，椅上肩背式的呼吸调整明显增多，而瑜伽正是通过气息运控和动作伸展结合，实现对身体内外的调节。整体上它进一步强化了对手臂的放松—刺激—伸展，而左右手在背后交扣，除拉伸脊柱外，还通过扩胸、挺胸动作改善胸部线条。

招式动作：

第一步：在直立坐姿的基础上，吸气，右手向上伸展，弯曲手肘，左手向下。

第二步：双手在背后交扣，保持几秒钟，肩胛骨放松。

第三步：吸气，手放松，呼气，手复原，感受身体舒展，接着左右手交替练习。

（3）桌边半蹲式

办公族以"坐"为主。髋骨每天承受上半身的压力，大腿内侧也因过度放松而出现赘肉。这个动作可改善办公族女性臀部和大腿容易堆积赘肉的情况。谨记3个关键作用点：收紧腹肌、大腿收紧、身体半蹲，就能获得消除腹部、大腿内侧多余脂肪的效果。

招式动作：

第一步：身体站直，双手轻扶髋骨，吸气，腹肌收紧，肩膀放松，脊椎向上提。

第二步：呼气，轻弯膝盖，臀部慢慢下沉，脊椎直立，大腿收紧。

第三步：吸气，手臂向前拉出，掌心相对，保持几秒钟，呼气，站直身体，放松手臂、腹肌和大腿。

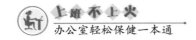

注意事项：

坐姿或站姿要适当,保持脊椎自然挺直。做每个动作时做到自己的极限即可,不要逞强、勉强;练习过程中将意志力集中在自身的伸拉部位,体会肌肉的拉伸感;练习时间不必太长,每次3～5遍即可;避免在饭前饭后练习,在工作间隙疲劳时练习最佳。

## 健康么么茶

### 办公族轻松消除黑眼圈的办法

生活中,许多上班族早上起来会发现自己有黑眼圈。所谓"黑眼圈",即为在微薄的下眼睑皮肤处,由于局部血液循环不畅及色素沉着而形成的黑晕,会给人以肤色憔悴、晦暗无光的感觉。怎么才能消除黑眼圈给我们带来的烦恼呢?

首先,要养成良好的生活习惯和作息规律。防止熬夜,尽量保持充足的睡眠。节制烟酒。注意加强和改善眼部的血液循环,并辅以适当的按摩。通常,黑眼圈的元凶就是睡眠不足。早点上床睡觉胜过任何护理方法。眼部皮肤过敏的人,会经常搓揉眼部四周,造成皮肤发红甚至发黑,所以应该尽量避免过度搓揉。黑眼圈一旦形成,是很难消除的。如果黑眼圈只因偶尔睡眠不足而引起的话,可将一条热毛巾敷在眼部,包括两侧的太阳穴,要确定完全覆盖眼睛四周,大约敷20分钟后,毛巾的热力会促进血液流通。接着,再用冷毛巾同样敷30秒至1分钟,然后可涂上眼霜。

此外,每天要保证各种营养物质的供给,特别是蛋白质、胶原蛋白、硫酸软骨素、氨基酸及矿物质。多吃新鲜的蔬菜水果、肉皮、鱼软骨、蛋、奶、豆制品、鱼、瘦肉等。花生、芝麻、黄豆中丰富的维生素A,也有助于黑眼圈的消除。

对于女性而言,还可利用美容化妆的技法加以遮盖黑眼圈。在化妆时先用较暗的或遮盖力较强的遮瑕膏涂于黑眼圈处,然后再使用粉底,并在眼圈处均匀涂抹少量的珠光粉,以增添肌肤的柔润与光泽,从而减轻和消除黑眼圈的影响。

# 二、女性塑形健身操轻松保健

追求完美身材是女人的终极理想，瘦身塑型成为女人永恒的主题。通过健身锻炼让自己的身材更具曲线美，是不少女性梦寐以求的。

到底如何锻炼才能让身材更有魅力，不再为赘肉而烦恼呢，不妨通过很多可以在办公室练习的动作来达成愿望。

## 1. 去掉腹部赘肉，重塑玲珑腰部曲线的招式

长时间坐在办公室工作的美女们有一个共同的令人头疼的问题——小腹脂肪越积越多。如何消除这些赘肉呢？久坐办公室，活动非常有限，往往是坐下几个小时都不需要动一下，这样就使越来越多的女性形成下半身比上半身胖的情况。

发胖刚开始的征兆大多都表现在小腹上。在种种限制下，有没有什么简单易行的方法可以让我们没有"小腹之患"呢？现在为各位女性朋友介绍一种办公室运动："消腹六步曲"。

第一步，坐在椅子上，两手扶椅，膝盖弯曲，两腿慢慢往上抬。

第二步，两手轻轻放在小腹上，慢慢吐气，同时渐渐收紧小腹。

第三步，吐气慢慢加快，小腹越收越紧，肩膀保持轻松。

第四步，小腹已收到最紧的程度时，气也同时吐完。

第五步，肩膀与小腹都放松后，慢慢地开始吸气。

第六步，尽量吸气，此时小腹不用刻意收缩，转而换成用双手向下压腹部的方式。

这种运动主要目的是为了消除小腹的赘肉，建议每天上午、下午各做2～3次，每次10分钟，持之以恒，这样不但能保持苗条的身材，还能舒解紧张的上班压力。

健康么么茶

## 解决春困运动能帮忙

对于大多数人来讲,春季来了都会有"春困"的感觉,会忍不住哈欠连天,人也变成懒洋洋的。其实春困并不是疾病,它是人体生理机能随着季节的变化而相应调节的一种生理现象。相比冬季而言,春季温度适中,皮肤与微细血管都处于舒张状态,体表血液供应量增加,流入大脑的血液相对就少了,便产生了昏昏欲睡的春困现象。很多人认为,缓解春困一定要多睡,这是不正确的,其实锻炼可加快大脑处理信息的反应速度,能防止春困。

消除春困最佳的方式是进行有氧运动,选择如慢跑、普拉提、瑜伽等锻炼方式。有氧运动能促进机体的新陈代谢,增强身体免疫力,增加身体与脑部供氧。如普拉提能锻炼到身体的不同部位。对于久坐造成的背痛、腰酸等不适症状都可通过普拉提来改善。

春季天气乍暖还寒,此时进行的有氧运动强度不应过大。可选择每星期进行 3 次的快步走,每次半小时。步频控制在每分钟 70 步左右,此外,再结合瑜伽、普拉提等,更能起到活动关节、放松肌肉、缓解身心疲劳的作用。

## 2.能让你瘦身又解乏的运动

看着满身的赘肉,你还能吃得下吗?休息时间不要再一味地吃零食了,做做下面的几个运动吧,这样不仅能瘦身还能让你摆脱疲劳。

**（1）换脚跳**

先迈左脚向前走,在左脚落地的时候,跳向空中,右膝盖弯曲在前,用右脚落地,然后再单脚跳起,双臂在身体两侧自然摆动,这样跳 2 分钟。

**（2）内外跳**

尽可能快地向内移动你的脚步,右脚向内迈,然后左脚向外,然后这样左右脚不停地内外来回跳动,双臂在身体两侧自然摆动,重复做 30 秒钟,然后从左脚开始再做 30 秒钟。

（3）交叉腿跳

双脚并紧站立,脚尖朝前,膝盖轻微弯曲。把左脚迈向身体侧方,右脚交叉在身后,把左脚向身体侧方再次迈一步,右脚交叉在前,把左脚迈向身体侧方,把右脚与左脚并拢。重复,换到向右移动。移动要尽可能快,这样做 1 分钟。

（4）单腿跳

用右脚单脚站立,双手放在髋关节上,径直向上跳大约离开地面 20～30 厘米,落地的时候要有控制,膝盖弯曲,尽可能地轻,每条腿跳 15 秒钟。

如果你想在不依赖于其他运动的情况下单独做这些活动,那么你需要至少 10 分钟的热身,做完后要有 10 分钟的时间平静下来。

### 健康么么茶

## 四饮食妙招能改善皮肤黑斑

俗话说"一白遮三丑",一张漂亮、白皙的脸能为女人增分不少,平添迷人魅力。然而,一旦脸上出现黑斑,就会白皙不再,怎样才能恢复白净别透如新生婴儿般的肤质呢？ 其实,在日常饮食中摄入以下几种物质,能帮助消除皮肤黑斑,如雀斑、黄褐斑等。

据科学研究发现,松果体素有消除黑斑的神奇功效,故又称"褪黑激素"。它进入血液循环后,发挥其固有功能,从而起到美容的效果。含有松果体素的常见食物有：燕麦、玉米、生姜、黄瓜、香蕉、茄子等。

维生素消除色素、养颜美肤的效果也比较显著,如维生素 A、维生素 E 能抑制皮肤衰老,使皮肤白净、光滑、细腻；维生素 C 可抑制氧化,阻止色素沉积；值得一提的是,维生素 $B_6$ 具有消除黑色素斑痕的作用,富含维生素 $B_6$ 的食物有鸡肉、瘦猪肉、蛋黄、鱼、虾、花生、大豆及其制品等。

β - 胡萝卜素能使体内超氧化物歧化酶（SOD）增加,降低体内活性氧,保护皮肤中的胶原纤维,防止皱纹出现,并能保护皮肤内的保湿因子——透明质酸酶,使皮肤光洁滑亮,防止产生褐色斑。

硒、镁等矿物质元素能够防治类似粉刺的黑斑,黑芝麻、麦芽、虾、动物肾脏、动物肝脏等含有较高的硒。镁主要来源于含叶绿素多的有色蔬菜等植物性食物,此外,小米、大麦、小麦、燕麦、豆类、坚果类、海产品等也是镁的良好来源。

# 3. 女性腰腹部减肥健身操

女性腰腹部分出现赘肉不仅影响体形,外观看起来不美观,而且对健康也不利。研究人员发现,腰腹部分的赘肉比大腿和臀部的赘肉对健康的危害更大。下面介绍一套利于减少赘肉的减肥操。

**动作一**:直立,两腿分开与肩同宽,双手叉腰,向左侧扭转腰部,直至极限。向右侧做相同动作。连续做 10 ～ 20 个为一组,每天做 3 ～ 4 组。

**动作二**:直立,两腿分开与肩同宽,双手叉腰,分别向前、后、左、右弯腰屈体,10 ～ 20 个为一组,每天做 3 ～ 4 组。

**动作三**:站立,背对墙,两臂上举后伸,腰向后弯,两手扶墙渐渐下移,直至极限,每天做 8 次。

**动作四**:站立,两腿分开,两臂由前伸向上后举,头和上身随臂尽量后仰,至极限后转为向前,低头弯腰,两臂自然下垂,手尽量摸脚尖,注意,膝关节不得弯曲。

**动作五**:直立,双手叉腰,两腿分开。先按顺时针方向扭转腰部 10 圈,再按逆时针方向扭转腰部 10 圈,最后向前、后、左、右各弯腰屈体 5 次。

以上练习在慢跑或快走 20 分钟后做,效果更佳,只要持之以恒,你不仅能缩减腰腹部多余的脂肪和赘肉,而且能增强腰部肌肉的弹性和脊椎的灵活性,纠正驼背,脊柱侧弯等不良体态。

健康么么茶

## 夏季吃莴笋叶能增食欲促进消化

生活中我们经常看到,很多人买完莴笋,把叶子掰下来丢弃,而留下光秃秃的莴笋茎装在菜筐里拿回家。其实,莴笋嫩叶的口感并不差,且营养远远比莴笋的茎更丰富。

莴笋叶中的维生素和矿物质非常丰富,营养价值要高于莴笋茎。每100克莴笋叶含维生素A的量是莴笋茎的5.9倍,维生素$B_1$的含量是茎的3倍,维生素$B_2$的含量是茎的5倍,维生素C的含量是茎的3.3倍,钙的含量是茎的1.5倍,铁的含量是茎的1.7倍,锌的含量是茎的1.5倍。莴笋叶中蛋白质、膳食纤维的含量也高于其茎。

夏季炎热酷暑,人们容易发生味觉减退、消化不良、食欲不振等消化功能障碍时,吃点莴笋叶可以刺激脾胃的消化能力,增进食欲。

# 4. 小动作让你轻松美腿

小腿过于粗胖或纤细都会影响小腿形体的健美,为了使你拥有一双漂亮健美的小腿,必须在日常生活中注重以下的锻炼和保养。经常练习下面的三个小动作就可以帮你轻松美腿。

**动作一:**

双手叉腰,两脚分开站立,与肩同宽。膝部微屈,将身体所有重量放在左脚上,右脚向右上方抬起,左脚保持固定。然后右脚用力,尽可能高地举起。在达到最高点的时候肌肉绷紧,保持静止30秒。然后换另外一条腿。

**动作二:**

站在一把椅子旁边,双脚朝前,双腿直立,微微分开。用一只手扶住椅背,上半身尽量后倾,保持平衡。再恢复到初始状态,如此重复5次。

**动作三:**

两脚尖略比肩宽分腿直立,两臂前举或叉腰保持平衡,深蹲一次后站起。

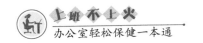

运动中尽量挺直腰腹部,深蹲时保持大腿与地面平行,可收紧大腿和臀部。反复此动作,20～30个／组。

### 健康么么茶

#### 不可不知的瘦腿饮食法则

如何才能让自己轻轻松松摆脱掉大象腿,成为不少女性的困惑。下面就介绍几种能够帮助你减掉大腿上赘肉的饮食法则,你不妨试一下。

（1）多吃优质蛋白质食物

蛋白质有助于肌肉生长,因此应多吃蛋白质食物,如肉类及大豆制品等。但吃肉时,应去除肥肉,以免过多的脂肪积聚身体,导致肥胖。

（2）补充富含钙质的食物

吃含钙丰富的食物,如牛奶,可预防骨质疏松。

（3）补充含钾丰富的食物

多吃含钾的食物,钾可帮助把多余的水分排出体外,香蕉、大豆、菠菜、紫菜等均含大量的钾。

（4）少喝含糖饮料

不喝含太多糖分的饮料或罐装果汁,因为糖分会转化成脂肪,所以吃水果时,也要选取一些糖分含量较低的水果,如苹果、橙子、西瓜等。

（5）少吃盐和含盐高的食物

不摄取过多的盐分,因为盐分会使体内积水,形成水肿,所以应少吃薯片、香肠、咸鱼等高盐分食品。

## 5.大腿减肥的简易三法

拥有纤细美丽的双腿是女性梦寐以求的事,腿部的健美可以通过日常的锻炼来获得。如每天坚持大腿的按摩。能很好地促进血液流通和新陈代谢,进而防止脂肪堆积,使肌肤柔软而有弹性。此外,要进行一些有规律的肌肉训练,使皮肤和组织保持紧绷,并改善大腿和小腿的粗细比例。下面就有三个有助于让大腿减肥的动作,日常生活中你不妨试试。

**动作一:**

以立正的姿势站着,两手放在身体两侧。弯曲膝盖,两手碰触脚趾,背部肌肉不要弯曲。再轻轻回到原来的姿势。这个动作大约为3秒,刚开始做的时候,以10秒钟做3次为目标,以后可逐渐加快速度。

**动作二:**

身体立正站好,将右脚向前跨一步,轻弯膝盖,双手叉腰,向上跳起。跳起的同时左右脚互换,保持背部挺直,边数一二边跳起来两脚互换。刚开始做的时候以10秒钟做10次为目标,以后可逐渐加快速度。

**动作三:**

以立正的姿势站着。右脚伸直向右抬起,同时左手伸直向左抬起。此时,注意身体的平衡,腿部要用力。轻轻回到原来的姿势。另外一侧同样做一遍。刚开始做的时候,以10秒钟做5次为目标,以后可逐渐加快速度。

### 健康么么茶

## 要保持精神专注吃这些食物

用"争分夺秒"这四个字来形容职场白领的工作状态毫不为过。一推再推的吃饭时间、血液循环不良的坐姿,隔三岔五的熬夜,时间久了身体难免出"抗议"。到底,你的小抽屉里应该有哪些"物资储备",才能更好地保护自己的健康呢?

·铁质——肉类,食物来源:瘦牛肉、猪肉、羊肉、鸡肉、鸭肉、海鲜等。动物性蛋白质的食物含丰富的铁质,可助身心保持精力充沛。提高脑部的专注及集中能力,让你更好地应付压力。

·钙质——奶类,如脱脂奶、豆奶、芝士、豆腐、各种豆类及豆制品等。摄取钙质可坚固牙齿及骨骼,预防骨质疏松症。它同时也是适宜每天食用的营养食品。

·维生素——蔬果,水果包括木瓜、橙子、苹果、草莓等;蔬菜包括菠菜、生菜、西兰花、白菜、番茄等。

·纤维素——五谷,谷类所含的丰富碳水化合物能提供每天活动所需的能量,另外它含有大量的纤维素,有助肠道蠕动,帮助消化。

# 6.六个细腰丰胸的小动作

锻炼是女性丰乳的良方,经常参加体育锻炼,尤其注意锻炼胸部肌肉,使胸大肌发达,可促进乳房丰满。此外,平时注意站立和行走姿势,经常保持挺胸收腹,以利乳房发育,有助于女性双乳健美。

(1)扩胸运动

做伸展及扩胸的运动,可锻炼胸部肌肉,亦可防止乳房下垂。

(2)双手张臂

上身正直,然后双手握拳,双臂分别左右展开,同时肌肉用力。

(3)抚摸背部

以单手尽量往后背摸,维持约10秒,再左右交替重复动作5～10分钟。

(4)胸前合掌

双手向胸前合掌,力量集中在手掌,然后用力推压,每日做5～8次左右。

(5)交叉伸手

左手抓住右手前臂,再伸直向外用力推,持续数秒放松,重复动作5～6分钟。

**知识延伸阅读**

要想防止乳房下垂,那就一定要避免长期做一些强度大的跑跳动作,因为这些运动可能导致乳房下垂。而游泳是一项既减肥又塑胸的运动,因为水对胸廓的压力不仅能使呼吸肌得到锻炼,还能很好地锻炼胸肌,让你胸部自然增大,弹性十足。

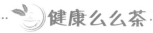
健康么么茶

## 女性早餐必喝的丰胸粥

想要丰胸的你,不必再考虑要不要打针、吃药,每天早餐时喝上一碗丰胸粥,就可以让你的罩杯轻松升级了,如此简单、可行的方式,一试又何妨。

（1）鲜奶玉露

原料:西米60克,核桃仁60克,牛奶200毫升,白糖适量。

做法:西米煮开,捞起放置在冷水中浸泡片刻;核桃仁放入锅中,用文火炒香,晾凉后压碎成核桃末;牛奶放入锅中加热,放入西米,搅拌均匀;食用时加入核桃末,加白糖调味即可。

服法:每天早餐食用。

功效:牛奶是蛋白质的主要来源,能使皮肤及内脏得到良好的滋润;核桃含脂肪、维生素B2,有丰胸补脑的功效。

（2）薏米山药丰胸粥

原料:薏米50克,枸杞15克,山药50克,盐适量。

做法:将所有原料洗净,山药去皮切成小块;锅中放入适量水,将薏米和山药下入锅中,中火烧沸,转小火煮至薏米开花,粥汤黏稠,加枸杞略煮,加盐调味即可出锅。

功效:山药含有大量的黏液蛋白、维生素及微量元素,具有纤体丰胸、健脾补气、益肺固肾的作用,适合经常食用。

## 7. 秀出纤细小腿的动作

对于小腿的保养,千万别吝惜练腿的机会,可以多步行或少搭电梯,对美腿有很大帮助。下面介绍四个能让你秀出纤细小腿的动作,经常练习,相信你能看到变化。

动作一:屈膝礼

双脚以臀宽的距离站立,脚趾向外。左手扶着椅子,右手放在一旁。右腿绕到后面,弯曲双膝,类似行屈膝礼。同时,伸展右臂向上过头顶并轻轻地向左弯曲。然后伸直双腿并侧抬起右膝,弯曲身体使右手肘碰到右膝盖。以最快的速度重复25次,然后换对侧再做。如想降低难度,可以把右脚移到右侧后,脚趾保持接触地面,不必抬脚让膝盖与手肘触碰。

动作二:踢腿

脚跟并拢站立,脚尖向外,左手扶着椅子。抬起右臂伸过头顶,保持小腹紧绷,向前尽量抬高右腿,但不要弓背。右臂向右侧方向放平,同时把右腿转向右侧,但不要降低腿的高度。身体略微前倾的同时右腿继续向后划,右臂则向前伸展。把右脚放回地面,回到原来的姿势。重复25次,然后换对侧再做。

动作三:踮脚压腿

双腿分开站立,使两脚跟相对,脚尖向外。右手扶着椅子,左手放于臀部。弯曲膝盖成45度角,抬起双脚脚跟的同时收紧臀部,盆骨往前往后各摆动一次。放下脚跟,伸直双腿。以同样的动作重复25次。

动作四:跨步伸展

脚跟并拢站立,脚尖向外,左手扶着椅子,右臂侧抬。抬起右脚向右跨过约8厘米,然后弯曲双膝,降低身体向下蹲。同时抬起右臂伸过头顶向左侧弯曲。退后一步,将右脚放回原地。踮起脚尖抬高身体,然后立即放下来。若想降低难度,可以把椅子放在前面,双手扶住椅子靠背,不做手臂的动作。

🍃 健康么么茶

## 夏季防晒要养成的五个好习惯

(1)防晒是首要

不论天气阴与晴,防晒都是减少紫外线对皮肤的伤害的必要方法。要尽量避免日照强烈时出门,搽防晒霜是防止皮肤晒黑、晒伤和光老化的有力武器。要记住每隔两三个小时还要补搽一次防晒霜,才是一套完整的防晒程序。

（2）保湿

肌肤结构紧实的角质层、均匀的水溶脂保护层和强韧的细胞膜都是肌肤最好的天然屏障，无论它们中间哪一个出了问题，我们的肌肤都会流失水分，显得干枯暗沉。一周使用 1~2 次保湿美白面膜是缓解肌肤干燥、让肌肤水润白皙最快速的方法。

（3）维生素摄取对皮肤至关重要

维生素 A、维生素 C、维生素 E 等，不仅能调节人体机能和提高免疫力，还能改善皮肤组织，抑制色素沉着。平时多吃富含维生素的水果及蔬菜，如番茄、山楂、橘子、圆白菜等，不仅能让皮肤白皙，还能增加皮肤的活力。

（4）美白要全年

美白功课需要提早着手，不要等盛夏来临才采取措施。25 岁之前，肌肤具有"可逆性"，即使有黑色素沉着，也可以慢慢白回来，而 25 岁之后，肌肤更多的时候是要借助美白产品的保养，才能令肌肤恢复原有的清洁白皙。

（5）肌肤按摩

皮肤可分表皮、真皮及皮下组织三层，真皮层内的微血管负责供应皮肤营养。按摩对于为皮肤提供氧气、增强其活力具有神奇的效果，适度的摩擦可以促进血液循环、加速肌肤供血，令肤色白皙健康。

# 8.六分钟的隐形健身操

整天窝在办公桌狭小的空间中，腰酸背痛在所难免，你不妨学会一套坐在椅子上就可完成的"隐形体操"，锻炼的时候甚至身旁的同事也觉察不出你的动作，帮你随时随地舒展筋骨。

有关专家为办公室工作的人设计了一套补充性的健身操。这套练习采用坐姿和站姿均可，共有 6 节，每节 1 分钟。

第 1 节：坐在椅子上，上身挺直，双腿分开，脚跟着地，抬起脚尖，用力收缩踝部、小腿和大腿的肌肉，1 分钟内重复做 30 ～ 40 次，直到腿部肌肉酸痛为止。

第2节：坐姿，用力抬起脚跟，也可将双手压在膝盖上，以增加运动效果。1分钟内重复做30～40次。此运动塑造腿部线条，使腿形更加完美。

第3节：交替收缩和放松臀肌，1分钟做30～40次。此节动作可使松弛下垂的臀部变得紧致。

第4节：吸气收腹，默数到5再慢慢呼气并放松腹肌，再吸气收腹，1分钟内重复做15～20次，直到腹部有疼痛感为止。

第5节：缓慢地用力挺胸，使双肩向后张开，肩胛骨尽量收拢，1分钟内重复做25～30次，做到肩部有酸痛感为止。

第6节：用力握拳再张开，使整个手臂肌肉部有紧张感。1分钟内重复做30～40次。此动作可美化手臂线条，使手臂更加紧致光润。

这套健身操的作用在于通过对肌肉的拉伸，使神经系统在放松和紧张中获得调节，有助缓解精神压力，让大脑在运动中得到休息。

"隐形体操"的动作设置也能很好地锻炼肌肉，改善血液循环，减轻肌肉酸痛和僵硬。许多白领一族患有肩周炎、肌肉劳损等，这套操能锻炼肩关节、腰部等特定部位，可以改善局部小关节的僵硬状态。

注意事项：以上练习可以加快呼吸频率和增加呼吸深度，从而改善机体供氧。

### 🍵 健康么么茶

## 春季吃这些，让你远离坏脾气

春季日照和气温变化较大，容易影响人的情绪，加之气温转暖，代谢进入旺盛期，影响到人体的一些内环境和内分泌活动发生变化，引起人的情绪波动以至情绪障碍，如失眠、情绪不稳定、易发脾气、易疲劳等。以下食物可帮助人们在春季改善情绪问题。

·深海鱼：鱼油中的欧米伽-3脂肪酸，与常用的抗忧郁药如碳酸锂有类似作用，即阻断神经传导路径，增加血清素（一种收缩血管的物质，人体内血清素浓度高时精神会较为安定愉快）的分泌量。

· 香蕉：可以振奋精神和提高信心，帮助身体制造血清素。

· 葡萄柚：葡萄柚有浓烈的香味，可以净化思绪，也可以提神醒脑。

· 全麦面包：碳水化合物可以帮助增加血清素。

· 菠菜：缺乏叶酸会导致精神疾病，几乎所有的绿色蔬菜、水果都含叶酸，其中菠菜含量最多。

· 樱桃：色泽鲜艳、垂涎欲滴的樱桃可以让你放松心情。

· 低脂牛奶：经前症候群的女性补钙后，多数人都变得不易紧张、暴躁或焦虑。而人体所需要钙质的最佳来源是牛奶。

· 鸡肉：吃含硒高的食物能振奋精神。鸡肉是硒的丰富来源。

# 9. 办公室瑜伽动作，练就完美身材

如果一套简单的瑜伽动作可以让你在办公室里轻松完成健身的目的，练就完美身材，恐怕你没有拒绝的理由，这套动作并不像想象中的那么难以完成，只需要你有一定的毅力，能够坚持练习，相信就可以达到你想要的结果。

（1）挺美胸部

方法：坐在椅子上，双腿并拢。双臂伸直扶稳座椅，收下颌，脊椎伸直。先腹部放松，用鼻子吸气，并用力扩胸，使气充满胸、腹部，肚子鼓起；然后放松下颌、呼气。

同时放松胸部，肚子渐渐消下去。呼气要用吸气的两倍时间，从鼻子慢慢呼出、呼尽后，保持屏息状态 1 ～ 2 秒钟。

注意事项：瑜伽的呼吸分深呼吸、轻呼吸和静呼吸。根据动作的幅度大小、难易程度而采用不同的呼吸方法。不论练什么，在练前练后都要这样调整呼吸，每次做 5 秒钟。

功效：紧实胸部，防止胸部下垂的同时，还会使心情保持愉快、舒畅。

（2）灵活脖颈

方法：调整好坐姿以后保持脊椎直立，调匀呼吸。吸气抬右手，扶在头部一侧；呼气头部向右侧伸展，左肩放松，保持一次呼吸；再吸气头部复原，放低左手。左右手位置互换，进行相同动作的对侧练习。

注意事项：在进行上半身小范围内侧身运动时，必须保持脊柱直立。

功效：可以利用此招适时拉伸颈部肌肉，放松大脑，缓解工作中脊柱长期向下弯曲所受的压力与两肩的紧张度，让脖子挺拔、秀美，散发自信优雅的气质。

（3）腰腹减肥方案

方法：站在办公桌旁，挺胸收腹，握紧双手，吸气时上身转体，静止约15～30秒，自然呼吸，然后还原呼气。左右各做4次。

注意事项：回转时转腰、胸、颈、头，下身要固定不动，背肌要伸直，头尽量向后方转，往远处望，最好看绿色植物，放松疲劳的视觉神经。

功效：扭转腹部，能给脊柱和各内脏器官造成刺激，使身体感到非常舒适，头脑非常清晰，再度精神饱满地投入到工作中。

（4）放松背部

方法：双脚与肩等宽，脚尖向前，慢慢地向前压低上身，缓缓地保持与地面平行的同时伸直双臂，将十指紧扣，尽量保持身体和腿部成第一个直角，而手臂和身体成第二个直角，自然地呼吸，坚持5秒钟，吸气还原身体站直。

注意事项：呼吸与功法配合好，双脚要站稳。

功效：背部曲线美尽在此招，能缓解腰痛、背痛及背部的劳损。意外的收获是你走路时不再弯腰驼背，身材也更挺拔了。

## 健康么么茶

### 秋燥来袭，两道菜品能"灭火"

（1）薄荷叶茯苓粥

食材：薄荷叶5片，茯苓50克，粳米或小米100克，白砂糖适量。

做法：先将薄荷叶煎汤去渣，把茯苓、洗净的粳米或小米加入药汤中,同煮为粥,出锅前将白糖入锅。

功效:清热解暑,宁心安神,止泻止痢。

(2)奶油冬瓜片

食材:冬瓜500克,炼乳20克,熟火腿10克,精盐、鲜汤、香油、水淀粉、味精各适量。

做法:冬瓜去皮,洗净切片,入沸水略煮后,倒入冷水使之冷却。将冬瓜片排放在大碗内,加盐、味精、鲜汤,上笼用武火蒸30分钟取出。把冬瓜片倒入盆中,汤倒入锅中加炼乳煮沸后,用水淀粉勾芡,冬瓜入锅内,淋上香油搅拌均匀,最后撒上火腿末出锅即成。

功效:清热解毒,生津除烦,补虚损,益脾胃。

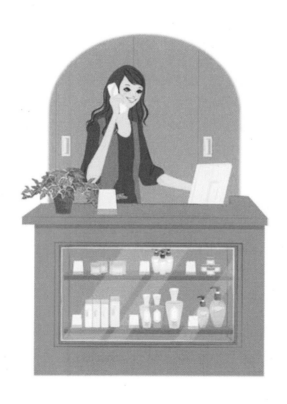

# 三、男性办公室锻炼轻松保健

锻炼的优点在于能够预防慢性疾病的发生,对健康状况的改善和提升自信心都有好处。

男性压力大、责任重,不少人在生活中更容易出现不良情绪,锻炼在保健的同时恰恰可以帮助男性减少心理上的压力和焦虑的感觉。

办公室里的男性职员们往往运动量很小,因此导致肥胖的现象更为普遍。怎样才能让自己身上的肌肉变得更结实,消耗掉身体里多余的热量和脂肪,这时就需要一些既不会占用太多时间,还能达到塑身效果的运动了,因为它可以给你带来令人羡慕的身材以及强身健体的效果。

## 1. 男性预防肥胖的健身动作

很多男人到了一定年龄之后,会有"将军肚"之类的烦恼,不只是肚子,整个身体都会出现发福的情况,适当的运动,经常练习下列"准"减肥操,可以有效地预防肥胖,可以防止肥胖的进一步发展。

（1）木偶动作

身体直立,双脚分开,双臂侧平举,肘稍屈。左手指朝上,右手指朝下,同时身体向左倾。继而右手向上转,左手向下转,同时身体向右倾。如此反复,时间持续30秒。

（2）屈膝下蹲

双脚分开,双膝略弯,收紧腹肌和臀肌。慢慢屈膝下蹲至最低点,保持此姿势2秒钟,然后起立至开始姿势。反复5次,时间30秒。

（3）屈身控制

双脚分开,腿伸直,双手自然贴于臀部。背挺直,从髋关节处向前屈。保持此姿势从 1 数到 15。

进一步屈体,两手抓住小腿肚。保持腿直,不要紧抱膝盖。保持此姿势从 1 数到 10。时间 30 秒。

## 健康么么茶

### 电脑族使用眼药水要慎重

很多上班族由于工作需要,长时间坐电脑前工作,眼睛很容易出现眼部疲劳和不适症状的发生。于是,很多人会备一瓶润眼液在身边,一感到眼部疲劳或有不适,就滴上几滴。

对此,眼科专家提醒,眼部出现干涩不适,用滴眼液缓解眼部症状是一个好习惯,但一定要注意眼药水的类型,有些类型的眼药水一定要慎用。对于有治疗作用的眼药水,如含有抗生素或激素的眼药水,就更要慎重使用了。抗生素眼药水还有可能造成正常结膜囊内菌群紊乱,致使在正常情况下也会发生细菌感染;激素类眼药水长期使用可引起眼压增高,甚至发生视神经损害、视野缺损和视力下降等。因此一旦眼部病情缓解,就要及时停药,避免长期药物刺激眼睛造成伤害。

出现了眼部不适,最好不要急于去药店自行购药使用,应当先去正规医院的眼科门诊查明原因,再根据病因采取适当的治疗方法。

一般的润眼液大都属于营养性眼药水,以人工泪液替代物为主,不以特殊治疗为目的,仅起润滑作用。润眼液的使用频率一天不要超过 4 次,并且最好在医生指导下使用。

## 2. 每天练习三招让男性腿部更有形

随着汽车进入千家万户,人们走路的时间越来越少,由此产生的副作用也很明显,不少男士们的"将军肚"渐起,腿部也囤积了大量脂肪。尽管如此,针对女士的美腿方案可谓五花八门,针对广大男士的简单有效的腿部练习方法却少之又少,下面就介绍几个适合男士们练习的腿部塑形方法。

（1）健步蹲

准备姿态：双腿前后开立，左脚在前，右脚在后。间隔距离应与自身腿长相等，双臂自然下垂，上体直立。

动作：双腿同时下蹲，双腿弯曲至大腿与小腿呈直角，后腿膝部微微触地，双臂与上体不变。

注意事项：在做动作时双手可以提重物，以加大难度。此动作应双腿交替各做 4 组，每组 15 ～ 20 次，一定不要半途而废。

（2）单腿下蹲

准备姿态：左腿站立，右腿上举放在一个高台之上（如窗台或椅子），双臂自然下垂，上体直立。

动作：左腿下蹲，右腿不动，双臂与上体不变。

结束动作：左腿直立，其他部位不变，还原到准备姿态。

注意事项：此动作分组做，每组 12 ～ 15 次，双腿交替各做 4 组。可选择手提重物，以加大强度。

（3）挺髋蹲

准备姿态：双脚开立与肩同宽，脚尖向前。用一只手扶住侧面的固定物，另一只手臂自然下垂，上体直立。

动作：双脚不动，双腿下蹲，挺髋，双臂和上体不变。

结束动作：还原成准备状态。

注意事项：动作可分 4 组，每组 15 ～ 20 次。可放适当的重物在胸前，以加大强度。

## 健康么么茶

### 男人的酒前护胃法宝

职场男人们经常在下班后喝酒应酬在所难免，下面就介绍一种能保护肠胃，减轻酒精伤害的酒前饮食方法。

如果你决定下班要去应酬，不妨在去喝酒之前吃点东西，一则能够在胃里形成保护，减少对胃壁的刺激；二则使酒精和食物混合在一起，能延缓酒精的吸收速度。

酸奶就是较好的胃壁保护层，因为本身就黏稠，而且还加入了植物胶增稠剂，在胃中停留时间相对较长；而淀粉类的大分子则能和酒精发生结合，直接起到延缓酒精吸收的作用，作为经过发酵反应的淀粉类食物，如馒头、面包等食品效果更好，因为酒精能够钻进淀粉分子的螺旋当中，形成"包合物"。如果在喝酒前吃馒头搭配酸奶，相信比酒后服醒酒药效果更好。

# 3.男性击退腰椎突出的五招

（1）体前屈练习

身体直立，双腿分开，两足同肩宽，以髋关节为轴，上体尽量前倾，双手可扶于腰两侧，也可自然下垂，使手向地面接近。做1～2分钟，还原。重复3～5次。

（2）体后伸练习

身体直立，双腿分开，两足同肩宽。双手托扶于臀部或腰间。上体尽量伸展后倾，并可轻轻震颤，以加大伸展程度。维持1～2分钟，做3～5次。

（3）体侧弯练习

身体开立，两足同肩宽，两手叉腰。上体直立以腰为轴，先向左侧弯曲，还原中立，再向右侧弯曲，重复6～8次。

（4）弓步行走

右脚向前迈一步，膝关节弯曲，角度大于90度，左腿在后绷直，左右腿交替向前行走，上体直立，挺胸抬头，自然摆臀。每次5～10分钟，每天2次。

（5）后伸腿

双手扶于桌边，挺胸抬头，双腿交替后伸摆动，要求摆动幅度逐渐增大，每次3～5分钟，每天1～2次。

# 办公室男性养胃禁忌

都市中的办公族不仅工作强度较大，很多人更是要频繁应酬，容易饮食不节，透支身体健康，因此成为胃病的高发人群。办公族男性想要养好自己的胃，要注意以下禁忌。

（1）忌精神紧张

一个人在紧张、烦恼、愤怒时，其不良情绪可影响自主神经系统，直接导致胃肠功能失调，分泌出过多的胃酸和胃蛋白酶，使胃血管收缩、幽门痉挛、排空障碍，胃黏膜保护层受损，造成自我消化，形成溃疡。

（2）忌过度疲劳

无论是体力劳动或是脑力劳动，如果疲劳过度，都会引起胃肠供血不足，分泌功能失调，胃酸过多，使黏膜受到损害。

（3）忌酗酒无度

酒精本身可直接损害胃黏膜，酒精还能引起肝硬化和慢性胰腺炎，反过来加重胃的损伤。

（4）忌饥饱不均

饥饿时，胃内的胃酸、蛋白酶无食物中和，浓度较高，易造成黏膜的自我消化。暴饮暴食又易损害胃的自我保护机制；胃壁过多扩张，食物停留时间过长等都会促成胃损伤。

（5）忌饮食不洁

幽门螺杆菌感染是胃和十二指肠溃疡的重要诱因之一，在溃疡病人中，该菌的检出率高达70% ～ 90%，而溃疡病治愈后，该病菌亦消失。

（6）忌晚餐过饱

有些人往往把一天的食物营养集中在晚餐上，或者喜欢吃夜宵或睡前吃点东西，这样做不仅造成睡眠不实，易导致肥胖，还可因刺激胃黏膜使胃酸分泌过多而诱发溃疡形成。

（7）忌狼吞虎咽

食物进入胃内，经初步消化，将食物变成乳糜状，才能排入肠内。如果咀嚼不细、狼吞虎咽，食物粗糙，就会增加胃的负担，延长停留时间，可致胃黏膜损伤；另外细嚼慢咽能增加唾液分泌，而使胃酸和胆汁分泌减少，有利于保护肠胃健康。

（8）忌咖啡浓茶

咖啡、浓茶均为中枢兴奋剂，都能通过反射导致胃黏膜缺血，使胃黏膜的保护功能受到破坏，而促进溃疡发生。

# 4. 办公室男性必修的健身法

生活中，不少男性都喜欢每周末到健身房去锻炼，但却忽视了平时身体的运动，下面将要介绍的是可以在办公室里练习的健身方法，喜欢健身的你不妨尝试一下。

**动作一：屈臂**

将电话簿、文件材料等有重量的办公用品放入手提包内，单手握住提包的提手，反复将其以屈臂形式从腰部上提到肩部位置，左右手臂交替进行，左右手臂各做 30 次。

**动作二：俯卧撑**

摆两张椅子，将双手分别平放在椅座上做俯卧撑，身体尽量保持一条直线。

**动作三：下蹲**

双腿分开，与肩同宽，脚尖略向外，两腿略弯曲，双手抱住后脑，慢慢下蹲，直到大腿与地面呈水平为止，随后再慢慢复原，注意不要伸直膝关节。

**动作四：屈膝**

臀部略微接触椅子，双手紧握椅子边缘，让膝盖轻松地弯曲，双腿并拢，慢慢使膝盖向胸部靠近，而后慢慢复原。

**动作五：侧身弯曲**

一只手持有适当重量的手提包自然下垂，另一只手的掌心贴在后脑勺，身体顺着手提包一侧弯曲，而后慢慢复原。左右交替进行。

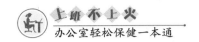

动作六：后屈

双脚分开与肩同宽，一手扶椅子让上半身保持固定，然后膝盖向前挺，而腰部则慢慢下落，向后倾，保持这一姿势直到疲劳为止。

### 🍵 健康么么茶

## 想减压，男性不妨吃大枣

一说起减压，人们不约而同地都会把目光投向在工作、家庭及社会中长期扮演担当者的男性。吃几颗清脆香甜的鲜枣有助于男人减压。因鲜枣中含有大量维生素C，能够协助分泌肾上腺皮质激素。

可别小看这种激素，人面临压力时，会自动分泌肾上腺皮质激素，以应对环境挑战，因此，为了缓解压力可每天吃3～5颗鲜枣。

由于鲜枣皮含有大量的不可溶性纤维素，在吃的时候尽量不要"囫囵吞枣"，应细嚼慢咽，否则可能会引起腹胀等不舒服的感觉。其实慢慢咀嚼，也是释放压力、平静心情的一种方式。同时不要空腹或睡前吃鲜枣，否则会有"烧心"感，上班族不妨在上午十点或下午三四点把鲜枣作为加餐的水果食用。

此外，常吃鲜枣有助预防胆结石。鲜枣皮含大量的不可溶纤维素，能够减少胆汁酸在肝肠循环的回流，胆汁酸少了，在一定程度上结石形成的概率也就随之减少。

鲜枣甜脆多汁，但不耐保存，常温下几天的时间就会失去鲜脆的口感，放在冰箱里时间久了也会造成维生素C的流失，因此，不要一次买太多，现吃现买即可。除大枣外，缓解压力还可多吃其他维生素C含量丰富的食物，如猕猴桃、橙子、橘子、菜花、芦笋等。

## 5.适合男士的办公室锻炼小动作

对于不喜欢大强度运动的办公族来说，如果只需几个小动作就能起到保健的目的，那可再轻松不过了。不信你可以试做下面的五个小动作，不但简单易行,同时还在紧张的工作之余帮你达到活动身体头、眼睛、脖颈、肩膀、脊柱多个部位的目的和效果。

（1）头部小动作

闭上眼睛,用双手干搓搓脸部、耳朵、颈部,使这些部位发热;双手由前到后梳头,意念跟随着你的手指活动,共做 15 ～ 30 次,直到感觉头皮有点发热。

功效:长时间紧张工作,头脑已经非常疲倦。双手梳头可以加快头部血液流通,让你的大脑充分给养,保持旺盛的精力。

（2）眼部小动作

闭上眼睛,眼球尽量朝右转,保持 3 秒;然后按顺时针方向,朝下转动,保持 3 秒。再尽力向左保持 3 秒,再尽力向上,保持 3 秒。最后向右完成一个顺时针的循环,共做 3 次。再沿逆时针方向做 3 次。然后闭上眼睛,双手指轻轻地按摩眼球。

功效:活动双眼,可以有效地消除眼疲劳。

（3）颈部小动作

双肩自然放松;头部尽力转向右边,然后尽量转向左边。共做 3 次。然后尽力向后仰,共做 3 次。按顺时针,慢慢地做圆圈运动,共做 3 次。然后,按逆时针运动,也做 3 次。

功效:工作时颈部长时间向前倾斜,使得颈部紧张。此功法可以使颈部神经、肌肉得到非常好的伸展和放松。

（4）肩部小动作

自然站立,双手搭在同侧肩上;开始深呼吸,手臂以肩关节为圆心,做顺时针转动,尽力做较大圆圈运动。腹部和胸部尽力深呼吸。最后双手臂慢慢向下放松,慢慢呼气。这样完成一个顺时针循环,共做 5 次。然后,逆时针方向转动,共做 5 次。

功效:放松胸部、肩膀和背部肌肉,配合深呼吸可以让自己消除紧张,恢复内心平静。

（5）脊柱扭动小动作

双脚分开,与肩同宽,自然站立;左手搭在右肩上,右手背紧贴后腰。深吸气。慢慢呼气,颈部、脊柱、双腿做向右扭动,转到极限时保持5秒。慢慢吸气,自然放松。换手,然后再做向左扭动。每次做3～5个回合。

功效:这个姿势对颈部、脊柱、腿部和内脏,特别是对脊柱神经有相当好的调节放松作用。通过脊部肌肉挤压从脊柱分支出去的神经,使之兴奋,达到放松全身的目的。

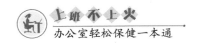 健康么么茶

## 经常赖床的健康隐患

在寒冷的冬季里大多数人都有这样的体会,平时需要早起晚归的上班族到了周末通常喜欢赖床,睡懒觉。但其时,经常赖床会为身体埋下很多疾病的隐患。

从精神状况和心理状况来说,经常赖床会诱发抑郁和焦虑的出现,抑郁症在冬天是高发的疾病,抑郁症在睡眠上的影响主要表现在睡眠时间过多。如果近三个月发现睡眠习惯有所变化,出现病态性的睡眠过多,一睡下就不想起,或是精神萎靡、情绪不高、经常疲倦,影响了正常的工作生活,就应警惕是否患了"病态赖床"这种睡眠障碍。

如果在污浊的空气里赖床,还会使人漫无边际地胡思乱想。长时间赖床的人,起床后会感觉头昏脑涨、浑身不适。睡眠时间太长,还会使人大脑皮层因为抑制过久而降低兴奋性,导致反应迟钝、记忆力下降。

有研究表明,环境污染最严重的地方,往往不是室外,而是卧室,尤其是在冬天。冬季人们睡觉时往往关紧门窗,经过一个晚上,早晨卧室的空气最浑浊,这些不洁空气里含有大量细菌、病毒、二氧化碳和尘粒,对人体呼吸道的健康有不利影响。因此那些闭窗贪睡的人很容易患感冒、咳嗽、咽炎等疾病。

此外,因睡懒觉而不吃早餐也是常见现象。一般来说,经过一个晚上,到清晨7时左右腹中基本消化完头天的晚餐。此刻,大脑会发出"饥饿信息",准备接纳和消化新食物。这时如赖床不起,势必打乱胃肠功能的规律,久而久之,胃肠黏膜遭到损害,很容易诱发胃炎、溃疡病、消化不良等病症。

# 6.练出完美臂肌的妙招

在办公室里,如果男性想练习臂部肌肉该怎么办,答案很简单,照下面的方法做,同时只需要准备好一个水杯以及每个办公室都会有的桌子就足够了。下面就来介绍练出完美臂肌的妙招:

动作一:

背靠桌子,肘关节向后,手掌放在桌沿,尽量下蹲,使手臂感觉到压力。动作开始时向下,再撑起,这个动作能够很好地锻炼肱三头肌,即上臂后侧的肌肉,这组肌肉平时是很难锻炼到的。一组 10 ～ 12 次,一次练习 3 ～ 5 组。

动作二:

面对桌子,呈俯卧撑姿势,两只手掌抓住桌沿,身体挺直,向下压。这个动作看起来难度不高,重点是将全身重量都压到手臂上,其实难度并不小,除了同样锻炼肱三头肌外,还可以训练一下胸肌。

动作三:

自然微蹲,小腹微收,大臂夹紧,握住水杯,小臂由身前往身后打开。这个姿势不是很好拿捏,重要的是感觉到肱三头肌的压力。同样的身体姿势,如果手臂向两侧打开,锻炼的就是三角肌的后束。

动作四:

站直,手臂在身体两侧打开,大小臂呈 90 度,大臂和身体呈 90 度,然后双臂向身体收紧再打开,反复动作。这个动作锻炼的是三角肌的中束,有一定的针对性。

动作五:

站直,手握杯子,手臂平伸打开,小臂向上举起杯子,然后大臂向上推举,这个锻炼的就是三角肌的前束。

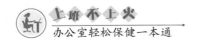

健康么么茶

# 男性护肤的四要素

（1）坚持按摩

按摩可使皮肤表层的衰老细胞及时脱落，促进面部血液循环，改善皮肤的呼吸，提高皮肤深层细胞的活力，从而使皮肤光泽而有弹性。按摩的方法是：先在脸上涂一些按摩膏，然后用手指顺着面部肌肤的纹理由下而上划圈式进行按摩，每天早、晚洗脸时进行，每次按摩十分钟左右。

（2）正确剃须

男士的胡须长得快，有的人胡须还特别浓密，需要经常刮胡子、修面。刮胡子应选择在早晨，因为此时脸部和表皮都处于放松状态。要选择品质好、刺激性小的剃须膏、皂和温和的剃须水。先洁面，待毛孔放松张开、胡须变软再开始剃须。操作时顺序应从鬓角、脸颊、脖子到嘴唇周围及下巴。

（3）不要吸烟

要想容颜洁净且有光泽，男士一定要戒烟。因为香烟中含有多种有害物质，如尼古丁、焦油、一氧化碳等，它们都能损害人体健康，令皮肤变得灰暗无华。嗜烟如命的人，轻则面容灰暗、干燥，多皱纹，显苍老，牙齿焦黄发黑，视力、听力减弱，重则罹患癌症。

（4）防晒防冻

防晒并不是女士的专利，夏天防晒，冬天防冻，对于男性来说同样重要。因此，夏天烈日炎炎下出门不要忘记准备防晒油、霜之类的防护品，以防皮肤被紫外线晒伤。也有专家认为，皮肤防晒应从春天开始，虽然春天并无夏日的炎炎烈日，却干燥多风，晴天多，云量少，紫外线非常强烈。因此，防晒用品4月份就可以使用。

# 7. 办公室男性颈部锻炼小动作

（1）单手侧压颈屈伸

起始姿势：一手按头右侧，另一手叉在左侧腰间。坐立均可。

动作过程：

按在头右侧的手用力把头向左侧推压，而颈部则用力顶住，不让其轻易压倒，但逐渐被压倒。然后，颈部用力把头向上向右抬起，而右手则用力压住头部，不让其轻易抬起，但逐渐完全竖直。如此反复多次，直到颈部感到酸胀。练完一侧，再换另一侧练。

呼吸方法：一手用力侧压头部时吸气，压到底时呼气。

注意要点：注意不要用过大过猛的抗力，前几次用力要小些，再逐渐加大，以避免颈部扭伤。切勿让颈部有任何旋转，而只是屈伸。

（2）双手正压颈屈伸

起始姿势：双手十指交叉，按在脑后。

动作过程：

双手用力压头部，使其向前下屈，颈部则用力顶住，不让轻易下压，但逐渐被压到颈部触及锁骨柄。然后，颈部用力把头向上抬起，而两手则用力压住头部，不让其轻易抬起，但逐渐抬到原位。

呼吸方法：两手用力压头时吸气，压到底时呼气。头部上抬时吸气，抬到原位时呼气。

注意要点：头部屈伸时，身体不要前俯后仰，不要用过大过猛的抵抗力，刚开始练习，用力要小些，然后再视情况逐渐加大，以避免颈部扭伤。颈部不要有任何旋转，而只是屈伸。

健康么么茶

# 办公族健康午餐的理想选择

一些上班族喜欢把头天晚上做好的饭菜带到办公室,中午用微波炉稍稍加热,便可以吃到美味的私房菜。虽然准备起来稍嫌麻烦,隔夜食品也不够新鲜,但对于中午不能回家的上班族来说,这仍是实惠又健康的上选。到底有哪些食物出现在我们的午餐饭盒里才是健康的理想选择呢?

(1)抗氧化食品——豆腐

推荐理由:除了瘦肉和鱼虾类食物外,豆腐也是良好的蛋白质来源。同时,豆类食品含有一种被称为"异黄酮"的物质,是一种有效的抗氧化剂。

(2)抗衰老抗癌食品——西兰花

推荐理由:西兰花富含抗氧化物维生素C及胡萝卜素。科学研究证明,西兰花是较好的抗衰老和抗癌食物。

(3)最佳蛋白质来源——鱼肉

推荐理由:鱼肉可提供大量的优质蛋白质,并且消化吸收率极高,是补充优质蛋白的最佳选择。同时,鱼肉中的胆固醇含量很低,在摄入优质蛋白的同时不会摄入更多的胆固醇。有研究表明,多吃鱼肉还有助于预防心血管疾病。

(4)降脂食品——洋葱

推荐理由:洋葱可清血,有助于降低胆固醇。

(5)保持活力食物——圆白菜

推荐理由:圆白菜维生素C含量很丰富,同时富含纤维,能促进肠胃蠕动,让消化系统保持年轻活力。

# 8.办公室里的男性快速减肥操

（1）使脊柱保持稳定的姿势运动

步骤一：身体直立，将两手臂伸直向前，紧握双手，再慢慢向上高举过头。头向后仰，然后向左右轻轻旋转。再旋转向前，慢慢将手臂放下，手仍紧握，再放回原位，照样做 10 次。

步骤二：身体直立，手臂向前平伸，右腿慢慢向前抬起，然后向后，再放原位。换左腿做，每腿各交替做 5 次。

步骤三：身体直立，两臂自然下垂在身体两侧，将右膝慢慢向上提到最大限度，弯曲躯干，使头向前探，用双手紧握腿到胸部，再回到原位。换左膝做，两膝交替做 5 次。

步骤四：身体直立，双手互握对侧手臂，弯曲身躯慢慢向前、向左、向右，再回到原来姿势，做 5 次。

（2）使腰、背及腹部坚实的运动

步骤一：身体直立，两手伸直向上，弯曲上身向前，双手不要接触地面，膝微曲而放松。再回到原来直立位置，重复 10 次。

步骤二：身体直坐在无把手的椅子上，用两手握住椅面，举右腿，向前直伸，抬高腿，左右腿各重复做 10 次。背靠椅背，左右腿同时向前举高，做 10 次。用两腿伸直向前，交互上下移动，做 10 次。

（3）使臂部变结实的运动

步骤一：身体直立，双臂放身体两则，慢慢上举，使两掌在头顶相遇，然后两手掌向外翻手掌，让手臂伸直向两侧放下再回复原位，重复做 10 次。

步骤二：直立，两臂上伸，使两手掌在头顶相距 30 厘米，然后旋转手掌向后并紧握拳头。让臂慢慢下降，再回原位，重复做 10 次。

健康么么茶

# 保持背部挺直的方法

生活压力越来越大的现代人,不少人有驼背的习惯而自己并未察觉,驼背给人的外观感觉比较没有自信和精神。若是长期驼背,影响的就不只是美不美观而已了,若长期驼背造成骨骼变形,会出现脊椎软骨磨损、长骨刺压迫到神经的情形。

下面介绍几种改善轻度驼背的方法:

·背靠墙壁站立:由后脑勺起,到双肩、臀、脚后跟这四个部位全部贴住墙壁,将此动作养成每日的习惯,每次至少10分钟,习惯抬头挺胸的感觉。

·常照照镜子:常常检视自己的姿势,时时提醒自己要抬头挺胸。

·做扩胸运动:双手伸到背后合掌,手指朝后,掌心相对。将此动作养成每日练习的习惯,每次持续5～10分钟。

注意保持正确坐姿:尽量不要坐沙发,因为软绵绵的沙发会让你想瘫在沙发上。而且椅子只坐前三分之一,更能保持背部的直立,不致发生驼背。

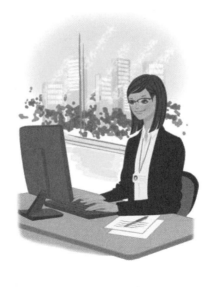

# 第三章 身体穴位按摩轻松保健

　　按摩又称"推拿"，是以中医的脏腑、经络学说为理论基础，用不同手法作用于人体体表的特定部位以调节机体生理、病理状况，达到理疗目的的方法，从性质上来说，它是一种物理的治疗方法。

　　按摩是我国古老的医疗方法，其动作轻柔，运用灵活，便于操作，使用范围甚广，越来越多的人开始运用这种方法进行保健。对于办公一族来说，如果自己在闲暇之余，找准穴位自我按摩一下，也不失为是轻松保健之法。

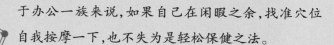

# 一、头面部保健穴位按摩法

## 1. 缓解头疼的穴位按摩法

（1）天柱穴

取穴：天柱穴位于后头骨正下方凹处，就是位于颈部突起的肌肉（斜方肌）外侧凹处，后发际正中旁开约2厘米左右。

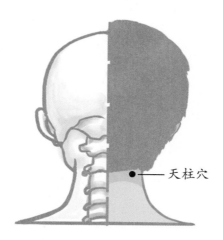

天柱穴

指按法：采取坐姿，双手拇指分别按住穴位处。先呼气，与此同时数1、2，手部逐渐用力，数至3时强按穴位，再吸气，同时数4、5、6，全身放松。

（2）印堂穴

取穴：印堂穴位于前额部，两眉连线中点。

抹额法：双眼自然闭合，双手拇指

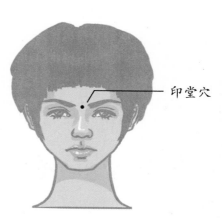

印堂穴

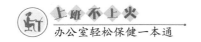
按在太阳穴上,以食指内侧屈曲面,由正中印堂穴沿眉毛两侧分别抹开。

（3）攒竹穴

取穴:攒竹穴位于面部眉头两侧,眉毛内侧边缘凹陷处的穴位。

效果:按压此穴位可以缓解头痛。

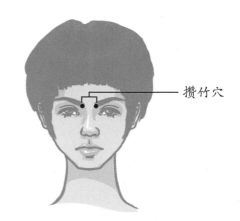

攒竹穴

按摩手法:双手拇指抵住太阳穴,用食指按住两侧的攒竹穴轻轻旋转,每八拍为一个组,重复八轮即可。

注意:动作要掌握力度,轻中有重,每次动作以30次左右为宜,每天可做1～2次。具有缓解头痛的效果,能使人感觉头清目爽,对消除头晕目眩有作用。

## 健康么么茶

### 常见头痛的不同类型

穴位按摩对多种疾病造成的头痛都具有很好的疗效,如紧张性头痛、神经性头痛、偏头痛、高血压头痛、颈椎性头痛、神经衰弱头痛及感冒头痛等。下面介绍几种头痛的类型:

（1）紧张性头痛:紧张性头痛是由于头部与颈部肌肉持久的收缩所致。头痛多位于两额及枕、颈部,患者通常会感到头部有一种紧束、受压或钝痛感,但不伴恶心和呕吐症状。

（2）神经性头痛:这类头痛多数情况是由于精神紧张、生气所导致,主要症状为持续性的头痛、压迫感、沉重感。多数患者表现为两侧头痛。

（3）偏头疼:这类头痛是反复发作的一种搏动性头痛,属众多头痛类型中的"大户"。

偏头痛发作前常有眼前闪光、视物模糊、肢体麻木等先兆,之后便会出现一侧头部一跳一跳的疼痛。

　　偏头痛的发生多是由于供应大脑和头、颈部神经的血管管径变化及化学变化所致，因此，偏头痛又被称为血管神经性头痛。

　　（4）高血压头痛：这类头痛多见于高血压患者，约1/3的年轻高血压患者是由于头痛而发现高血压的。高血压头痛多是由于高血压导致头部血管壁硬化所引起的。

　　（5）颈椎性头痛：这类头痛是由于颈部的脊骨错位、颈椎退化、颈椎关节病所引致。致头痛的原因主要是颈椎神经根受压迫所引起。疼痛的范围常常只是一侧，由颈延伸到后枕、头的侧面及眼球的后面。部分患者伴有眼部痛、发晕，但不伴有恶心呕吐。

## 2. 冬季按摩风府穴增强抵抗力

　　当风寒入侵的时候，按摩风府穴是再好不过了。中医认为，风府是风气之先。春季多风病，也是风寒容易侵入身体的时节。在冬去春来季节交替时，每日对风府穴多加按摩，有保健的功效，既可以加速血液循环、增强抵抗力，又可

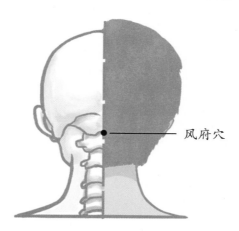

风府穴

以预防感冒、提高免疫力。

　　按摩风府穴，可以有助于缓解因为落枕而带来的颈部不适，对于办公族来

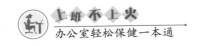
说,还能起到提神醒脑的作用。

　　对风府穴的按摩,我们一般使用拇指点揉。风府穴位于后颈部,人头部后发际正中直上1寸处,枕外隆突直下,在两侧斜方肌之间的凹陷处。先把头微微向前倾,找到穴位后,用拇指指肚在风府穴上进行旋转式的按摩,速度适中,时间可以控制在1～3分钟。要稍稍注意一下力道,既不要过于用力,也无须像蜻蜓点水一样,这两种情况都无法达到想要的效果。在按揉风府穴时,如果能配合人中穴一起按摩,效果更好。

　　按摩保健重在持之以恒,尤其是在冬季,要经常坚持。在冬天,当你要从室内走到室外的时候,不妨多留心按摩风府穴,这样做可以帮你驱寒保暖。在二十四节气交替的前一天或者是气候由暖转寒的时候对穴位进行按摩。

## 健康么么茶

### 鸭肉搭配山药滋阴补肺效果好

　　鸭肉是为餐桌上的上乘肴馔,是人们进补的优良食品之一。鸭肉的营养价值与鸡肉相仿。中医看来,鸭子吃的食物多为水生物,故其肉性味甘、寒,入肺、胃、肾经,有滋补、养胃、补肾、除痨热骨蒸、消水肿、止热痢、止咳化痰等作用。鸭肉蛋白质含量比畜肉类食物含量高得多,脂肪含量适中且分布较均匀,十分美味。鸭肉中的脂肪酸易于消化。其所含B族维生素和维生素E较其他肉类多,能有效预防脚气病、神经炎和多种炎症,还能抗衰老。鸭肉中含有较为丰富的烟酸,它是构成人体内两种重要辅酶的成分之一,对心肌梗死等心脏疾病患者有保护作用。

　　山药含有淀粉酶、多酚氧化酶等物质,有利于脾胃消化吸收功能,是一味平补脾胃的药食两用之品。不论脾阳亏或胃阴虚,皆可食用。

　　这两种食物的组合,既可补充人体水分又可补阴,并可消热止咳。山药的补阴之力更强,与鸭肉同食,可解油腻,补肺效果更佳。

# 3. 缓解呼吸系统不适按迎香穴

**（1）鼻疾按摩法**

当出现鼻塞、鼻痛、流鼻水等症时，可以通过迎香穴三角形按压法来促进鼻部的血液循环，缓解鼻疾的病症。按摩的方法非常简单，取一面镜子，面对镜子，你会看到法令纹处和鼻子间有一个小三角的区域。

以迎香穴为起点，按摩这个小三角的区域约5分钟就可以有效地缓解鼻塞、鼻痛和流鼻涕等症状。

此外，在迎香穴涂上风油精等也能有效地促进鼻腔的畅通，缓解鼻子的不适。

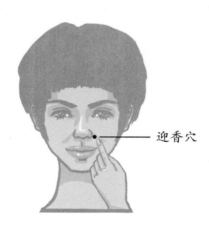

迎香穴

**（2）呼吸道保健按摩法**

迎香穴能改善人体呼吸道的内环境，提高人体对流行性病菌的抵抗力，因此每天坚持按摩能起到对呼吸道的保健作用。

具体方法是端坐在椅子上，两腿并拢，挺直身板，深呼吸3分钟直到腹部发热。然后用食指按压住迎香穴，配合深呼吸。每次按下迎香穴同时做深吸气。在呼吸的同时，按住穴位的手开始松开，然后再重复20次左右。

坚持这套简单的呼吸操有助于保持脑部的清醒和呼吸道的顺畅。

健康么么茶

## 办公族午后喝酸奶能振奋精神

很多人都知道酸奶的营养价值,但对酸奶的营养功能却不大了解。酸奶中含有丰富的乳酸等有机酸,它们不仅赋予了酸奶清爽的酸味,还能有助形成细嫩的凝乳,从而抑制有害微生物的繁殖。同时,使肠道的酸性增加,促进胃肠蠕动和消化液的分泌。千万别小看酸奶的这些营养功能,对于那些吃完午餐就坐在电脑前不再活动,容易导致消化不良或脂肪堆积的上班族来说,是非常有益的。

经过乳酸菌发酵,酸奶中的乳糖分解,游离酪氨酸的含量大大提高,吸收起来也更容易。因此,午饭时或午饭后喝一杯酸奶,可以让那些成天在办公室工作的人放松心情,在整个下午都精神抖擞,对于缓解心理压力过大、高度紧张和焦虑而引发的人体疲惫等有很大的帮助,同时更有利于提高工作的效率。

# 4.穴位按摩改善视疲劳

眼疲劳也称视疲劳,是目前生活中很常见的一种眼部疾病,又称为眼疲劳综合征。主要表现为,近距离用眼工作不能持久,眼及眼眶周围疼痛,常伴有视物模糊、眼睛干涩、流泪不适等。

眼睛同时也是心灵的"窗户",眼睛疲劳的同时,精神也很疲劳。通过正确的穴位按摩,可以预防和缓解眼疲劳综合征,让心灵的"窗户"洁净无尘。

**方法一:按摩睛明穴(目内眦旁1分)**

取坐姿,坐在椅子上,用两手食指按住睛明穴,上半身稍向前倾,低头。

呼气并数1、2。食指渐渐用力,数3时手指强按穴位,吸气并数4、5、6,身体放松,并恢复原

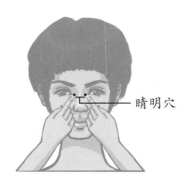

睛明穴

坐姿。

　　两手食指从穴位至额头上方,呼气并慢慢擦揉穴位。指按法(手指强按穴位)一次,指擦法(手指擦揉穴位)一次,即一回。左右各做3～6回。

　　**方法二:按摩京骨穴(足外侧中部)**

　　右脚搭在椅子上,右手中指与食指重叠,按住穴位。呼气并数1、2,渐渐用力,数3时强按穴位,吸气并数4、5、6,身体放松。

　　右手中指与食指重叠,在穴位上下5厘米处,由脚根向脚趾方向,慢慢擦揉。按住穴位一次,擦揉穴位一次,即一回。左右各做3～6回。

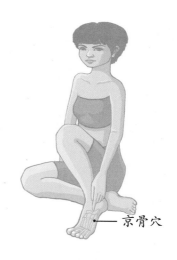

—— 京骨穴

　　做完上述按摩后,轻闭双目,用中指按住上眼皮向上轻提,做5次;用中指将下眼窝向下轻按5次。再用左右手的中指,从左右外眼角向太阳穴推按,至太阳穴后再向耳边按去,反复做3～5次;闭上双眼,用中指肚按在眼球上,轻轻按10分钟即可。这时你会感到眼睛的疲劳立刻消除,此法对视力也有一定保健作用。

### 健康么么茶

## 冬季嘴唇干裂补充维生素 $B_2$

　　冬季寒冷干燥,有的人嘴唇会出现干裂,严重者可发生口角炎、唇炎等。其主要原因是缺少维生素 $B_2$,故应多吃一些含维生素 $B_2$ 的食物。维生素 $B_2$ 亦称核黄素,它参与人体内生物氧化酶的催化过程。缺乏维生素 $B_2$ 会影响生物氧化,还会得舌炎、眼结膜炎、角膜炎及脂溢性皮炎等疾患。当气温在零度以下,相对湿度亦较低时,容易诱发或加重维生素 $B_2$ 的缺乏症状。

　　食物中以动物肝、肾、心等维生素 $B_2$ 的含量较高,其次是奶及其制品、禽蛋类、豆类及其制品、谷类、蔬菜也含有少量的维生素 $B_2$。黄豆中含有丰富的维生素B₂，黄豆生芽后其含量又可增加2～4倍。食用豆芽时，要注意两点：一是豆芽不可长得过长，以免维生素B₂减少；二是烹调时应加些食醋，以防维生素B₂被破坏。欲提高其摄入量，应做到膳食平衡，荤素搭配，也可在医生指导下服用维生素B₂的补充制剂等。

# 5.拒绝感冒的面部穴位按摩

季节交替时，是感冒多发的时期，当办公室里弥漫着流感病毒的时候，你不妨试试用下面的小动作，来预防感冒的来袭。

通过下面这些机械的刺激按摩可使鼻周围血管充血，改善血液循环，提高鼻子的抗寒能力，增强身体的抵抗能力，让你不再惧怕感冒。

（1）搓迎香穴

取穴：迎香穴位于鼻翼两旁鼻唇沟处。

按摩手法：每天早起或晚上睡觉前，用双手大鱼际，在鼻翼两旁的迎香穴处，反复搓动约200次。

作用：迎香穴是预防和治疗鼻部疾患的首选穴位，有疏风通窍，解痉止痛的功效，可以有效缓解鼻塞流涕。注意搓迎香穴时，要全身放松，仰卧闭目。切不可憋气瞪眼。

（2）揉四白穴

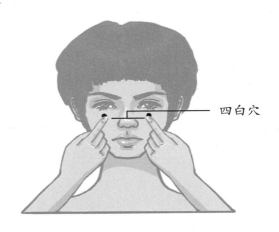

四白穴

取穴：两侧眼眶中间正下方约一寸半处各有一个稍稍凹进去的小"窝"，按上去有酸酸的感觉。

按摩手法：用手指指腹按压四白穴，按压时注意闭眼、放松，按压以酸胀感能忍受为佳。

作用：按揉四白穴能有效缓解眼胀，鼻塞流涕症状，配合迎香穴效果更好。

（3）按揉太阳穴

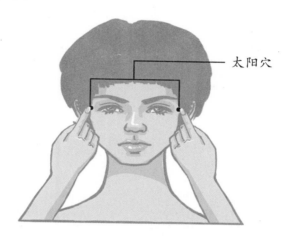

太阳穴

取穴：太阳穴位于两眼外角向外一寸。

按摩手法：用指腹按压太阳穴，力度适中为宜，按揉时闭眼，全身放松。

作用：按揉太阳穴能够有效缓解头痛。

（4）揉风池穴

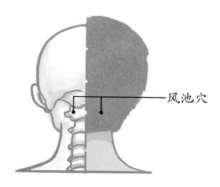

风池穴

取穴：风池穴位于头颈部，后发际向上一寸，左右各有一个按上去感觉酸酸的小坑。

按摩手法：端坐于椅子上，双手抱拢头部，将两手拇指指腹分别按于同侧风池穴，其余四指附于头部两侧，由轻至重按揉1分钟。以有酸胀感为佳，注意按摩时闭眼。

作用：疏风清热，开窍镇痛。

（5）承浆穴

取穴：承浆穴位于面部，颏唇沟的正中凹陷处。承浆穴为足阳明任脉之会。

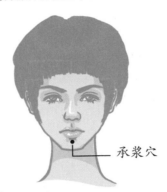

承浆穴

按摩手法：用拇指轻压此穴，每秒1次，连按20次。

作用：长期按压此穴能调节内分泌。

（6）干浴面手法

按摩手法：取坐位，用两掌贴于面部，上下擦动。

作用：这个动作可以有效松弛紧张的面部肌肉，放松疲劳的眼肌，改善眼部供血。在防治感冒过程中，这个手法也是很有效的。操作时务必记住要闭目放松全身，紧贴面部皮肤，擦动可快可慢但要力量均匀，才能起到松弛面部肌肉、改善不适症状的作用。

健康么么茶

### 女性改善肤质巧用盐

每天用惯洗面奶和各种化妆品的你有没有试过用家里普通的食盐来改善自己的肤质？

其实，盐具有促进血液循环的功效，其有效成分会透过皮肤渗透，能帮助身体排除代谢废物。在洗脸时,用清水将盐打湿,并敷在脸上,按摩1分钟,所用力道与平时洗脸时相同即可,以鼻头为中心在脸的两颊由下往上画圆圈,然后用指腹在脸部有斑的部分打圈搓揉。

想要深层清洁肌肤的你,还可以洗脸后,把一小勺细腻的盐放在手掌心加水3~5滴,再用手指仔细将盐和水搅拌均匀,然后蘸着盐水从额部自上而下地搽抹,边搽边做按摩。几分钟后,待脸上的盐水干透呈白粉状时,用温水将脸洗净,涂上保湿乳液,每天早晚洗脸后各一次。这样有很好的清洁和去污效果,不过需要注意的是,应避开眼部周围的皮肤,敏感性皮肤的人需要慎用这种方法,千万别把盐水弄到眼睛里,以免造成眼结膜损伤。

# 6. 舒缓肌肤五步简易按摩法

**第一步: 减缓压力**

用拇指指尖轻轻按压眉头上方,持续3秒钟后放开,然后对眉毛至发际线间区域反复进行自下而上的按摩。

**第二步: 消除紧张**

用食指指腹轻轻按压太阳穴,持续3秒钟后释放即可。

**第三步: 完全放松**

用食指指腹轻轻按压双眼内眼角区域,持续3秒钟后释放。

**第四步: 促进微循环**

用两手的食指和中指,分别从脸部下颌两侧开始,以画圆圈的动作轻轻按摩整个面颊,直至太阳穴处,这个动作可以促进面部的血液循环,有利于增强肌肤的弹性,每次按摩持续1分钟左右。

**第五步: 增强肌肤弹性**

将两手手指并拢,用手掌轻轻拍打面部,从上而下,从下而上,使脸部皮肤感到轻微的颤动,每次拍打数十下即可。此法可保持皮肤的红润光泽,增加其弹性。

健康么么茶

## 常吃新鲜果蔬有助口气清新

清新的口气不但能够令人感觉愉快,还能让你增强自信,下面介绍的食物就有助于让你时刻保持口气清新。

香芹属于草本植物,它有助于消除口中的异味,对于吸烟的人来说,是祛除烟味的好选择。同样,香菜和薄荷也能起到去除口腔异味的作用。如果你想达到更好的祛除异味的效果,在嘴里咀嚼的时间可以适当长一些。

喝酸奶可降低口腔异味,还可以阻止口腔中有害细菌的产生,清洁口腔,但含糖的酸奶起不到这种效果。

蔬果中的胡萝卜和苹果有助于口腔分泌大量唾液。唾液不仅能湿润口腔,还能清除附着在牙齿上面或塞在牙缝中的食物残渣。

浆果、柑橘等含有大量维生素 C 的水果能使口腔形成一个不利于细菌生长的环境。经常摄入维生素 C 对牙龈的健康也非常有用。

## 7. 头部按摩防治神经衰弱

头部的自我保健按摩具有健脑宁神、开窍镇痛、聪耳明目的功效,对头晕、耳鸣、神经衰弱、失眠、头痛等症有较好的保健治疗作用。

(1)预备式

取坐位,腰微挺直,双脚平放与肩同宽,左手掌心与右手背重叠,轻轻放在小腹部,双目平视微闭,呼吸调匀,全身放松,静坐 1 ～ 2 分钟。

(2)分推前额

将双手拇指指腹放在前额正中两侧,其余四指附在头部两侧。双手拇指适当用力沿前额分推至太阳穴 30 秒至 1 分钟。

(3)揉按角孙穴

取穴:角孙穴位于耳尖正上方入发际处。

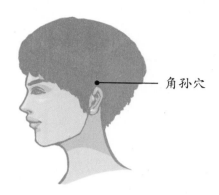

角孙穴

按摩手法：将双手拇指分别放在同侧角孙穴上，其余四指附在头顶两侧，适当用力揉按 30 秒至 1 分钟。

（4）搓手摩面

将双手相互搓热，然后分别放在同侧面部，轻轻摩揉面部，反复操作 5 ～ 10 次。

（5）按揉百会穴

取穴：百会穴位于头顶正中线与两耳尖连线的交叉点处。

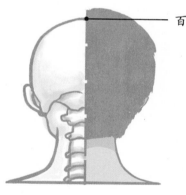

百会穴

按摩手法：将右手中指指腹放在头顶百会穴上，适当用点力按揉 30 秒至 1 分钟。

（6）按揉风池穴

取穴：风池穴位于颈项后枕骨下，大筋外侧凹陷处。

按摩手法：将两手拇指指腹分别按在同侧风池穴，其余四指附在头部两侧，适当用力按揉 0.5 ～ 1 分钟。

（7）震耳孔

将两手食指指尖插塞入同侧耳孔，轻轻震动 10 余次后用力外拔，反复操作 10 ～ 20 次。

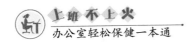
（8）梳推头部

双手呈爪状，放在同侧眉部上方，适当用力从前额梳推至头后部，连续做10～15次。

以上方法，在操作前应将面部和双手洗净。

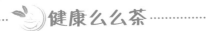
## 健康么么茶

### 办公族在上午吃水果最好

水果含有人体必需的多种维生素、矿物质、碳水化合物、粗纤维、蛋白质、脂肪等营养素。吃水果不但可口，并能促进身体健康，进而达到防治疾病、养颜美容的效果，是最受现代人欢迎的天然健康食品。但吃水果的时间要正确，新鲜水果的最佳食用时段是上午。

同样是吃水果，选择上午吃水果最好。这是因为，人体经一夜的睡眠之后，肠胃的功能尚在激活中，消化功能不强，却又需补充足够的各种营养素，此时吃易于消化吸收的水果，可以应付上午工作或学习活动的营养所需。

在英国有这么一种说法，即："上午的水果是金，中午到下午3点的水果是银，下午3点至6点的水果是铜，6点之后的水果则是铅"。上午吃水果，可帮助消化吸收，有利通便，而且水果的酸甜滋味，可让人感觉神清气爽，有助一日的好心情。反之，入睡前吃水果，不利于消化，尤其是纤维含量高的水果，对肠胃功能差的人来说，更是有损健康，凉性的瓜类在入睡前更应节制食用。

## 8.夏天犯困的自醒按摩法

俗话说"春困，秋乏，夏打盹"，夏季疲乏让很多坐在办公室里的人痛苦不堪。"夏打盹"主要与暑湿有关。长夏期间，湿气比较重，脾又主湿，而脾湿最大的特点就是会让人体感觉困乏。可以通过自行推拿按摩百会穴、太阳穴、风池穴等方法进行"自醒"。具体方法如下：

（1）按揉太阳穴

位置与功能：位于眉梢与眼外角连线中点，向后约一横指的凹陷处，按摩此处不仅提神还可缓解头痛。

按摩手法：用双手拇指或食指分别置于两侧太阳穴，轻柔缓和地环形转动，持续30秒。此法适用于各种人群，但注意不可用力过度，感觉酸胀即可。一般按摩的次数多少，可视大脑疲劳的程度调整。

（2）按揉百会穴

位置与功能：位于头顶正中的最高点，是手足三阳经及督脉阳气交会之处，按摩这里可以提神醒脑、升举阳气。

按摩手法：用双手中指叠按于穴位，缓缓用力，有酸胀感为宜，持续30秒；同时可做轻柔、缓和的环形按揉，反复5次。

（3）按揉风池穴

位置与功能：位于头颈部，枕骨之下，与风府穴（后发际正中直上1寸）相平。这是足少阳胆经的穴位，按摩它除可提神外，还能缓解眼睛疲劳，特别对长时间在电脑前工作或长时间伏案的人，效果更好。

按摩手法：保持身体正直，两手拇指分别置于两侧风池穴，头后仰，拇指环形转动按揉穴位1分钟，可感到此处有明显的酸胀感，反复5次。

以上方法简单可行，比较适合上班族，另外还可以选择一些具有醒脑提神的中医药茶方，双管齐下，效果显著。

### 健康么么茶

## 女性朋友多吃海藻类食物有益健康

海藻类食物包括紫菜、海带、海白菜、裙带菜等，海藻含矿物质最多为钙、铁、钠、镁、磷、碘等。

女性由于生理原因，往往造成缺铁性贫血，多食海藻可有效补铁。专家认为缺碘可引起甲状腺肿大，还会诱发甲状腺癌、乳腺癌、卵巢癌、子宫颈癌、子宫肌瘤等,因此建议妇女要适时补碘,多吃些海藻类食品。

海藻类食品含蛋白质、脂肪少,具有奇特的减肥功效。此外海藻的蛋氨酸含量丰富。头发中如果缺乏氨基酸会使头发变脆、分叉、失去光泽。此外,常食海藻类食品还可使干性皮肤光泽,油性皮肤改善油脂分泌。海藻中维生素丰富,可维护上皮组织健康生长,减少皮肤色素斑点。此外,海藻类食品能选择性地清除体内汞、镉、铅等重金属致癌物。

# 二、四肢保健穴位按摩法

手为手三阴经、手三阳经交会之所。按摩手有助于气血运行,通经活络,不仅对手指关节、筋脉、肌肉有益,还能通过经络而影响相应的脏腑。此外,掐按手部穴位对防治心肺、头面、颅脑部位疾病有很好的作用。

前臂是保健按摩不容忽视的一个部位,此处关节多,肌肉、肌腱鞘长。在人体的劳动和活动中易致肌肉劳损、肱骨外上髁无菌性炎症(网球肘)和腕管综合征。长期做前臂的保健按摩,可促进血液循环,增强肌肉的弹性,舒理筋骨,解痉止痛。对于办公族来说,四肢的按摩不仅可以改善酸痛感还使身体气血运行通畅。

## 1. 徒手自我按摩保健法

(1)拇指在上,食指在下,捏住另一手手指,用螺旋方式在手指上滑动按摩,从拇指开始顺次揉至小指。再用拇指、食指的螺纹面捏住其手指,捻动各手指,动作要灵活、快速,用力不可太大,注意节律感。

(2)将双手的手掌相对,稍微用劲地前后揉搓。然后左右手掌靠拢在一起进行握手,右手拇指要有意识地用力抓住左手的小鱼际,左手拇指则要用劲抓住右手的小鱼际。紧握三秒钟以后双手分开,然后再互相握紧。每次做6～12次。

（3）将两手手指交叉地扭在一起,右手拇指在上交叉3秒钟后,换成左手拇指在上交叉,然后使手指尖朝向自己,右手拇指在上,从手指根部把双手交叉在一起,并使双手手腕的内侧尽量紧靠在一起,紧靠3秒钟后,换成另一只手拇指在上交叉。反复做6次。

（4）用一只手握住另一只手背指根处,拇指指腹按于手背上,以顺时针方向,呈半圆滑动按摩6～12次,再以逆时针方向按摩6~12次。

（5）用右手握住左手的食指和中指头,右手拇指指腹按在左手掌心上,作半圆形滑动按摩,先顺时针方向,后逆时针方向各按摩6～12次。再以拇指按揉劳宫穴半分钟。然后换成以左手按摩右手。

健康么么茶

### 腰带勒得太紧于健康无益

有些女性为了使自己的腰身显得更加纤细,就选择了束腰的方法,经常把腰带勒得紧紧的。其实,长期如此对健康是非常不利的。

人的腹腔内有胃、肠、肝、胆、胰、脾等多种脏器,如果腰部长期被腰带束缚得过紧,就会影响这些脏器的正常功能。尤其是胃肠道这样的中空器官,食物进入后,要伴随着胃肠道的蠕动不断向下推进才能被消化吸收。一旦腰部被勒得过紧,就会影响胃肠道的血液循环,使血液流通不畅,最终导致胃肠功能下降和消化不良。

此外,如果腰部勒得过紧,还易将胃肠向上、下两个方向挤压,向上挤压可压迫肝、胰、脾,向下挤压则会压迫膀胱、子宫,造成这些器官血流不畅和运作不佳,从而影响上下腹部整个腹腔器官的正常生理功能。在日常生活中,最好选择柔软舒适、宽窄适中的腰带。

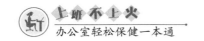

# 2.腿部点按法的瘦腿方法

按摩前为腿部涂抹乳液。在按摩前,最好涂抹按摩油(葡萄柚精油具有纤腿作用),或者按摩乳液,可以使受力更均匀,也避免皮肤红肿受伤。

双手握住腿部,上下反复轻推腿部,使腿部放松和预热,为按摩做准备。

双手环抱腿肚,利用四指指腹的力量按压,小腿以腿肚为主,力道要大,感觉肌肉酸疼为度。

双手握拳,用食指的关节施力压,从腿部两侧下手,均匀按压腿部。按压时,感觉两面互相受力,微感到疼即可。

手的拇指和食指从两侧捏住腿部,然后从脚踝处慢慢向上揉捏,需要较为用力,腿部要微感酸疼。

双手上下拍打腿部,使经过按摩后的肌肉得到放松,也可起到促进血液循环的作用,使重复按摩的效果更好。

想瘦腿需要按摩的穴位如下:

(1)血海穴

取血海穴时应屈膝,在大腿内侧,髌底内侧端上2寸,股四头肌内侧头的隆起处。

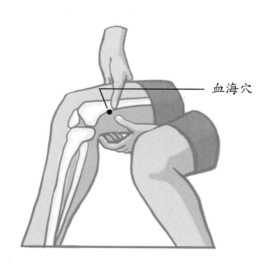

血海穴

按摩手法：用双手拇指推压的方式按摩，持续 5 秒，放松，休息 2～3 秒再重复按摩，重复做 10 次。

（2）风市穴

在大腿外侧部中线上，腘横纹水平线上 7 寸。身体直立，手下垂于体侧，中指尖所到处即是。

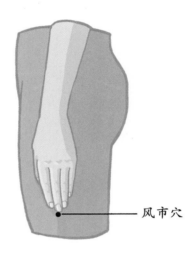

风市穴

按摩手法：用双手拇指推压的方式按摩此穴位，持续 5 秒，放松，休息 2～3 秒再重复按摩，重复做 10 次。

（3）承扶穴

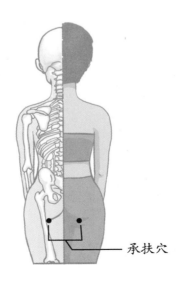

承扶穴

位于大腿的后侧,臀部的正下方。

按摩手法:用食指和中指并拢的方式推压按摩。

(4)足三里穴

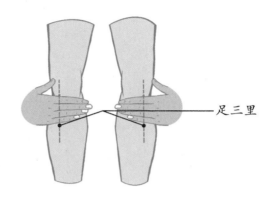

足三里

位于髌骨下缘3寸(可将食指、中指、无名指和小指并拢,以中指中节横纹处为准,四指宽度即为3寸),胫骨前嵴外一横指(拇指指关节横度)处。

按摩手法:用点按的方式,持续5秒,放松,休息2～3秒再重复按摩,重复做10次。

(5)委中穴

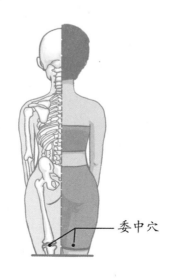

委中穴

委中穴在膝关节后面腘窝横纹正中处。

按摩手法：基本上小腿最胖的部位都集中在这个穴位附近，用力做点按。

（6）承山穴

承山穴在小腿后侧，小腿肚的正下方。

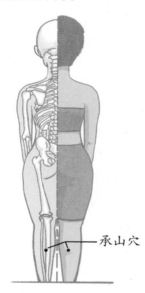

承山穴

按摩手法：用点按的方式，持续5秒，放松，休息2～3秒再重复按摩，重复做10次。

（7）悬钟穴

按摩手法：用点按的方式，持续5秒，放松，休息2～3秒再重复按摩，重复做10次。

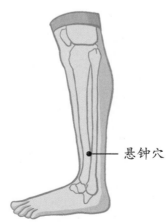

悬钟穴

健康么么茶

## 爱上火的人少吃桃子

夏季正是桃子上市的季节,桃子营养十分丰富,不仅含有蛋白质、维生素A、维生素$B_1$、维生素$B_2$、维生素C及钙、磷等多种矿物质,还含有丰富的铁,每百克果肉中含铁1毫克以上,仅次于樱桃,位居各种水果的第二位。桃子中还含有丰富的钾元素,可以帮助体内排出多余的盐分,有辅助降低血压的作用。

桃子虽好,却不宜多吃。中医认为桃子味甘性温,具有生津、润肠、活血、止喘的作用。桃子虽然具有通便的作用,但仅适用于老年体虚与肠燥便秘者。对于实热体质因上火而导致便秘的人,大量食用桃子后不但不会缓解,反而会"火上加油"。这是因为桃子性温,热性体质者食用后,会诱发或加重上火症状,因此,凡是受舌质红、舌苔黄、口干、口渴、便秘、咽喉疼痛等"上火"症状困扰的朋友,最好少吃或不吃桃子。由此可见,虽然有"桃养人"的说法,但吃起来也还需因人而异。除了桃子外,备受"上火"青睐的朋友最好避免过多食用橘子、荔枝、桂圆、石榴、椰子、杨梅等温性的水果。

## 3. 消除关节疼痛、女性怕冷可常按阳池穴

生活中,不少女性都有怕冷的现象,如果你不想被它一直困扰下去的话,按按阳池穴是个不错的选择。

阳池穴是三焦经上的重要穴位,让身体气血畅通,对治疗女性怕冷很有效果。该穴在腕背横纹中,指总伸肌腱的尺侧缘凹陷处。

刺激阳池穴的时候,动作不要太快,要缓缓按摩,手势轻揉。具体可以这样操作:如果你要先按摩左手阳池穴,就用右手的中指缓缓按揉左手的阳池穴上,拇指托在手腕下面,左手按摩1分钟左右再换右手。这种姿势自然流畅,很好地刺激了阳池穴,操作起来很方便。

平时多多揉动阳池穴,别看它只是一个小小的穴位,却能帮你暖身。

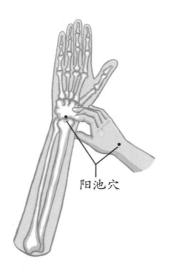

阳池穴

此外，很多办公族都有手腕关节疼痛的经历，阳池穴就在我们手腕背部的中心，对于消除腕关节疼痛很有效果。

关节是我们身体上平时活动最多的地方，因为经常活动，也很容易磨损，尤其是手腕部位的关节。办公族每天都免不了使用电脑，经常在键盘上敲敲打打的动作十分频繁，所以，腕关节的防护是很重要的。

在工作过程中，感觉手腕活动不灵活，你可以马上按压阳池穴。具体方法很简单，如果是你的右手手腕酸痛，就暂时放下手头的工作，用左手拇指按压在右手的阳池穴上，其他四指按在手腕的另一端，然后五指同时用力按压并揉动阳池穴。按摩的同时，不停转动右手。不用多久，你的手腕就会轻松很多的。

如果出现手臂前部和肘部疼痛、颈肩部疼痛也可以按阳池穴配合治疗。

## 健康么么茶

### 冬季最好吃点糯米

糯米又叫江米，是大米的一种，常被用来包粽子或熬粥。中医认为，其味甘、性温，能够补养人体正气，吃了后会周身发热，起到御寒、滋补的作用，最适合在冬天食用。

糯米的主要功能是温补脾胃,所以对一些脾胃气虚、经常腹泻的人能起到很好的治疗效果。此外,它还能够缓解气虚所导致的盗汗、妊娠后腰腹坠胀、劳动损伤后气短乏力等症状。中医典籍《本草经疏论》里对糯米的养生保健作用做了充分的说明,说糯米是"补脾胃、益肺气之谷。脾胃得利,则中(指人体胃部)自温,力亦坚实;温能养气,气顺则身自多热,脾肺虚寒者宜之"。

冬季里不同病症的人吃糯米主要有以下几种方法:由阳虚导致的胃部隐痛,可用糯米、红枣适量煮粥食用;若脾胃虚弱、腹胀、倦怠、乏力,可用糯米、莲子、大枣、山药一起煮粥,熟后加适量白糖食用;由脾胃虚导致的腹泻、消化不良,可用糯米酒煮沸后加鸡蛋煮熟食用。

由于糯米黏滞、难于消化,所以吃时一定要注意适量。

# 三、工休时的穴位按摩法

不少办公族每天足不出户,运动量不足,按摩身体的不同穴位来保健是一个不错的办法。

## 1.预防颈椎病复发的按摩法

对于那些总是伏案工作,或者长期操作电脑的人而言,患颈椎病司空见惯。繁忙的工作使他们忽略了体育锻炼,久而久之,颈椎病便找上了门。

要减少颈椎病的复发,在症状缓解后,应特别注意纠正不良的工作和生活习惯,还应在医生指导下坚持功能锻炼和自我按摩。下面是一组预防颈椎病复发及辅助治疗的保健操。

(1)按摩百会穴

用中指或食指按于头顶正中的百会穴,用力由轻到重按揉 20～30 次。

功效：健脑宁神,益气固脱。

（2）对按头部

双手大拇指分别放在额部两侧的太阳穴处,其余四指微分开,放在两侧头部,双手同时用力做对按揉动 20 ～ 30 次。

功效：醒脑明目,振奋精神。

（3）按揉风池穴

用两手大拇指分别按在同侧风池穴,其余手指附在头的两侧,由轻到重地按揉 20 ～ 30 次。

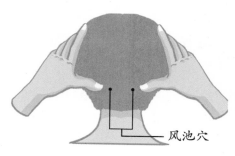

——风池穴

功效：疏风散寒,开窍镇痛。

（4）拿捏颈肌

将双手上举置于颈后,拇指放置于同侧颈外侧,其余四指放在颈肌对侧,双手用力对合,将颈肌向上提起后放松,沿风池穴向下拿捏至大椎穴 20 ～ 30 次。

功效：解痉止痛,调和气血。

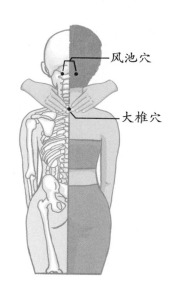

——风池穴

——大椎穴

（5）按揉缺盆穴

以左（右）手四指置于对侧耳下翳风穴（耳垂后方，耳后的凹陷处）处，沿胸锁乳突肌方向，揉按到缺盆穴（锁骨上缘中点凹陷处）10 ～ 20次，注意动作不宜太快和过重，两侧交替进行。

功效：通经活络，解痉止痛。

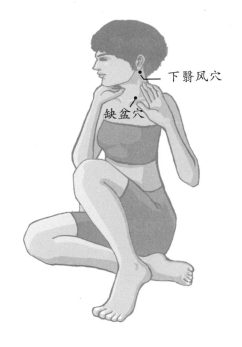

下翳风穴

缺盆穴

（6）按压肩井穴

以左（右）手中指指腹按于对侧肩井穴（在大椎与肩峰连线中点，肩部筋肉处），然后由轻到重按压 10 ～ 20 次，两侧交替进行。

功效：通经活络，散寒定痛。

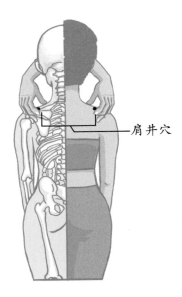

肩井穴

（7）斜摩大椎穴

用左（右）手四指并拢放于上背部，用力反复斜摩大椎穴（位于后颈部颈椎中最大椎体下方的空隙处）各20～30次，至局部发热为佳，两侧交替进行。

功效：疏风散寒，活血通络。

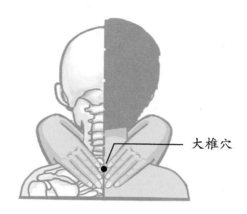

大椎穴

（8）对按内、外关穴

用左（右）手拇指尖放在右（左）手内关穴，中指放在对侧的外关穴（内关穴对面），同时对合用力按揉0.5～1分钟，双手交替进行。

功效：宁心通络，宽胸行气。

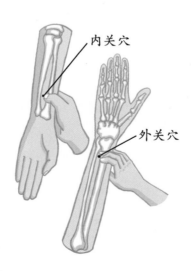

内关穴

外关穴

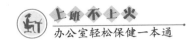

（9）掐揉合谷穴

将左（右）手拇指指尖放在另一手的合谷穴（即虎口处），拇指用力掐揉10～20次，双手交替进行。

功效：疏风解表，开窍醒神。

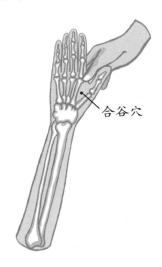

合谷穴

（10）梳摩头顶

双手五指微曲分别放在头顶两侧，稍加压力从前发际沿头顶至脑后做"梳头"状动作20～30次。

功效：提神醒目，清脑镇痛。

### 健康么么茶

## 橘子是冬季卧室的"巧摆设"

许多人喜欢在爱车里放一瓶有水果气味的香水，在头脑昏昏沉沉时能够提神醒脑。其实，在卧室里放个柑橘，也能起到同样的作用。

"柑橘具有芳香气味，在一定程度上可以开窍解秽。"在冬季，房间门窗紧闭，室内空气不流通，如果在卧室里放一个橘子，其清新的气味能够刺激神经系统的兴奋，让人神清气爽，起到清新室内空气的效果。

从中医的角度来说,橘子具有的芳香气味可以化湿、醒脾、避秽、开窍,除了醒脑开窍外,当感觉乏力、胃肠饱胀时,闻闻橘子的清香,可以缓解不适的症状。芳香的气味还能够使人镇静安神,把橘子放在床头,也有利于睡眠。而橘子柔和的色彩,会给人温暖的感觉,因此,橘子是冬季室内的"巧摆设"。

# 2.胸腹部穴位保健按摩法

(1)揉膻中穴

取穴:膻中穴位于胸部,当前正中线上,平第4肋间,两乳头连线的中点。

按摩手法:先将一手大鱼际贴在膻中穴上,旋转揉动30次,再换手同法操作。

作用:具有宽胸理气、宁心安神之功,多用于预防冠心病、气管炎等症发作,促进心肺功能健康。

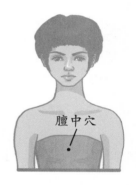

膻中穴

(2)摩中脘穴

取穴:中脘穴位于腹部,前正中线上,胸骨下端和肚脐连接线中点即为此穴。

按摩手法:将一手大鱼际贴于中脘穴上,顺时针、逆时针方向环形按摩各30下,再换手同法操作。

作用:能促进胃蠕动,促进消化功能,使营养物质得以充分吸收,延缓各脏器组织的衰老。

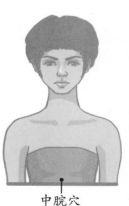

中脘穴

(3)按揉天枢穴

取穴:位于人体中腹部,脐中旁开2寸处,将食、中、无名三指并拢,肚脐左右三指的宽度就是两处天枢穴的所在。

按摩手法:将两手中指指腹端同时置于两侧天枢穴上,由轻到重逐渐用力,按到一定深度后再慢慢上提,如此下按上提重复10次。然后在该穴上旋转揉动 30 次。

作用：能调整胃肠功能，促进消化吸收，温补肾阳，使消化功能、性功能保持正常，全身气血旺盛。

（4）揉气海、关元穴

取穴：气海穴位于人体的下腹部，直线连结肚脐与耻骨上方，将其分为十等分，从肚脐十分之三的位置，即为此穴。

关元穴位于下腹部，前正中线上，从肚脐到耻骨上方画一线，将此线五等分，从肚脐往下五分之三处，即是此穴。

按摩手法：将两手掌重叠，掌心贴于气海、关元两穴上，先按顺时针方向后按逆时针方向各揉动 30 下。

作用：具有增强机体免疫功能，使抗体产生提早、维持时间延长、效价显著升高，加强白细胞及网状内皮细胞的吞噬能力，调整内分泌功能，延缓性功能衰退，保持泌尿、内分泌、生殖系统功能正常，增强机体抗病能力。

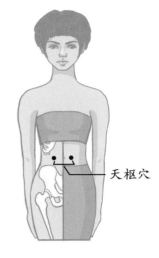

天枢穴

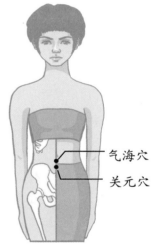

气海穴
关元穴

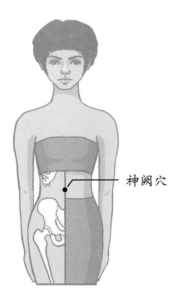

神阙穴

（5）揉神阙穴

取穴：该穴位于人体的腹中部，脐中央。

按摩手法：两手掌重叠，掌心贴于神阙穴上，做环状运动，顺时针 10 次，逆时针 10 次，反复交替进行，至该穴热胀明显为止。

作用：有和胃理气、健脾和中之功，使后天水谷精气不断得到补充，延缓机体衰老。

健康么么茶

## 男性喝啤酒不可纵情豪饮

啤酒是夏季男士们喜欢的饮料之一,其味微苦爽口,开胃健脾,喝上一杯不但能消暑气而且沁人心脾。

啤酒含有人体必需的氨基酸和维生素,并能给人体提供一定的能量,故有"液体面包"之称,啤酒促进人体新陈代谢,调节生理功能,对运动不足、食物过于精细引起的便秘者,可刺激肠胃蠕动,促进粪便排出。餐桌上如适量少饮,亦不无好处。

但如饮酒不加以节制,则对身体有害。因为啤酒中含有一定浓度的酒精,过量饮用,血液中酒精含量升高,给肝脏带来损害,同时酒精刺激胃黏膜,可能会增加患消化性溃疡的风险。

大量饮酒还易使人摄入能量过多从而转化成脂肪,长此以往,使人变得大腹便便,即常说的"啤酒肚",造成易患高血压、冠心病、动脉硬化等疾病。

## 3.肠胃不好不妨按揉巨阙穴

你每天还在暴饮暴食,过着饱一顿饿一顿的生活吗?如果是这样,你感觉到胃在向你抱怨吗?

胃就像是天气,阴晴不定。今天放晴,我们一身轻松,要做什么事都可以。不知什么时候胃痛起来,就像突然一阵雷阵雨,你便苦不堪言,什么事情都无法去做。

你还在为肠胃的阴晴不定痛苦不已吗?如果你肠胃不好那就要注意了,巨阙穴是平时肠胃的不适的克星。比如胃口不好、饭后腹痛、半夜胃痛等现象都可以让它帮忙调理。调理肠胃,我们要控制好平时的饮食规律,每日按摩一下巨阙穴。巨阙穴位于上腹部,在胸前的正中线上,在脐中上6寸,取穴时,用手摸到左右肋骨相交处,巨阙穴就在左右肋骨相交处的下面。将食指、中指

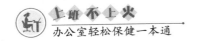
和无名指三者并拢,取三指的宽度测量。该穴位就位于相交处下方三指宽的地方。

巨阙守卫的地方,是食管和其动静脉通行的地方,因此,巨阙穴对治疗肠胃疾病很有疗效。

你只需要每天坚持揉按巨阙穴,每次2～3分钟就可以了。

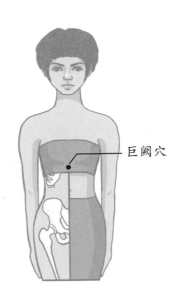

巨阙穴

### 健康么么茶

## 常吃发酵食品可抗衰老

我们现在常吃的发酵食品主要分为谷物发酵制品、豆类发酵品、乳类发酵品。

谷物制品主要有甜面酱、米醋等食品,它们当中富含苏氨酸等成分,它可以防止记忆力减退。

豆类发酵制品包括豆瓣酱、酱油、豆豉、腐乳等。发酵的大豆含有丰富的抗血栓成分,起到预防动脉硬化、降低血压之功效。豆类发酵之后,能参与维生素K合成,可使骨骼强壮,预防骨质疏松症的发生。

酸牛奶、奶酪含有乳酸菌等成分,能抑制肠道有害菌的生长,可调整肠腔内菌群的平衡,增加肠蠕动,使大便保持通畅,预防大肠癌等的发生。还含有可抑制体内合成胆固醇还原酶的活性物质,又能刺激机体免疫系统,调动机体的抵抗力,预防癌症。

此外,酸牛奶能有效地控制血压的升高,防止动脉发生硬化,保护心脏。大家不妨多青睐这些发酵食物。

# 4.办公族的强腰益肾按摩法

中医认为,腰为肾之府,全身经络大多经过腰部、带脉如带环束腰系,腰部负体重而动。办公族日常久坐会导致腰部不适,往往令人全身不适,下面介绍具有强腰益肾的按摩方法。

按摩方法如下:

擦搓腰眼:两手掌或拳背抵腰两侧,以肾俞穴(位置见 139 页)部位为中心,上至十二肋下,下到臀、髋部,往返擦搓数下,至感觉发热或微微出汗为佳。也可采用按揉法,上下移动操作。

叩拍腰骶:屈臂于背后,以拳背或掌根沿腰椎、骶椎往返交错叩击或拍打数下,以麻胀酸感为度。

## 健康么么茶

### 洗澡前喝杯白开水可改善皮肤干燥

对于皮肤比较干的人来说,洗澡前喝杯白开水,长期坚持,就可以有效改善皮肤干燥,让肤质更细嫩光滑。

洗澡后人体的毛孔会扩张,排汗量增加,体内水分流失也相对加快,这也是人们在洗澡时常感到口渴的原因之所在。而在洗澡前喝水,可以确保在整个过程中,体内细胞仍然得到充足的水分,帮助新陈代谢,从而使肌肤因深层水润而变得更加柔嫩。

为了使皮肤更光滑,还可以在洗澡后及时使用补水润肤的护肤品,最好偏油性,洗完澡不要擦得太干,5分钟以内涂上护肤品,可有效锁住肌肤中的水分。有条件的还可以每周蒸一次桑拿,并在之前喝杯白开水,蒸完后再喝一杯,同样也能加快新陈代谢,使皮肤更加清爽。另外,还有一个简单易行的护肤妙招:把沐浴液冲净后,通过控制水温,把温度调低冲15秒,再调高冲15秒钟,如此冲淋3～4次,可增加皮肤弹性。

## 5. 腰部保健的穴位按摩法

腰部保健按摩可以舒筋通络,促进腰部气血循环,消除腰肌疲劳,缓解腰肌痉挛与腰部疼痛,使腰部活动灵活、健壮有力。

(1)揉命门穴

取穴:命门穴在腰部第二腰椎棘突下的凹陷中,与前脐中(神阙穴)相对。

按摩手法:右手或左手握拳,以食指掌指关节突起部(拳尖)置于命门穴上,先顺时针方向压揉9次,再逆时针方向压揉9次,如此重复操作36次。意守命门穴。

作用:每天按揉此穴,具有温肾阳、利腰脊等作用。

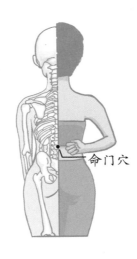

命门穴

（2）揉肾俞穴

取穴：肾俞穴在腰部第二腰椎棘突下旁开 1.5 寸处，与命门穴相平。

按摩手法：两手握拳，以食指掌指关节突起部放在两侧肾俞穴上，先顺时针方向压揉 9 次，再逆时针方向压揉 9 次，如此连做 36 次。意守肾俞穴。

作用：每天按揉此穴，具有滋阴壮阳、补肾健腰等作用。

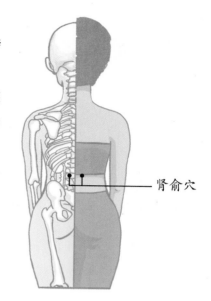

肾俞穴

（3）揉腰阳关穴

取穴：腰阳关穴在腰部第四腰椎棘突下的凹陷中。

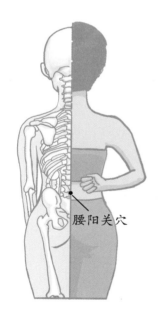

腰阳关穴

按摩手法：左手或右手握拳，以食指掌指关节突起部置于腰阳关穴上，先顺时针方向压揉 9 次，再逆时针方向压揉 9 次，反复做 36 次。意守腰阳关穴。督脉为阳经，本穴为阳气通过之关。

作用：每天按揉此穴，具有疏通阳气、强腰膝、益下元等作用。

（4）揉腰眼穴

取穴：腰眼穴在腰部第四腰椎棘突下旁开 3.8 寸处，与腰阳关穴相平。

按摩手法：两手握拳，以食指掌指关节突起部放在两侧腰眼穴上，先顺时针方向压揉 9 次，再逆时针方向压揉 9 次，连做 36 次。意守腰眼穴。

作用：每天按揉此穴，具有活血通络、健腰益肾等作用。

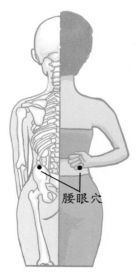

腰眼穴

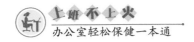
（5）拿委中穴

取穴：委中穴在膝关节后面腘窝横纹正中处。

按摩手法：双手对搓至热，以两手同时拿揉（用大拇指与其余四指的指面对称施力拿、揉）两下肢委中穴，约1分钟。

作用：委中穴是治疗腰背疼痛的要穴，有舒筋通络、散瘀活血之功效。

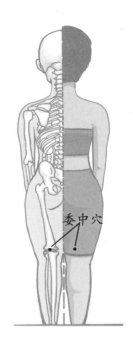

委中穴

## 健康么么茶

### 鹌鹑蛋是办公族的补脑丸

办公一族用脑强度大，为了给自己补脑，很多人会选择购买宣称有健脑功效的保健品。其实，与其花那么多钱买保健品，不如每天吃几个鹌鹑蛋，这可是天然的"补脑丸"。

鹌鹑蛋可以说是脑力劳动者的最佳补养品。因为鹌鹑蛋的蛋白质、脂肪含量虽然与鸡蛋相当，但它所含的卵磷脂和脑磷脂比鸡蛋足足高出3～4倍，这两种物质是高级神经活动不可缺少的营养，健脑、补脑的效果特别好。

而且，鹌鹑蛋的核黄素含量也是鸡蛋的2.5倍，对整天对着电脑的办公一族的视力也有很好的保护作用。由于鹌鹑蛋中的营养分子较小，所以比鸡蛋更容易吸收利用。

之所以说鹌鹑蛋胜似补脑丸，还因为鹌鹑蛋中维生素D的含量较高，这是其他禽类的蛋所不能比拟的。

# 6.腰肌劳损的自我按摩法

因为办公族经常坐着工作的关系,如果习惯性姿势不良,常致使腰肌长时间处于紧张状态,或者因为急性损伤治疗未愈,或者冒雨受寒,受湿等原因均可引起腰肌劳损病症。中医认为,腰为肾之府,通过自我推拿按摩能补肾健腰,祛风散寒。下面我们就来介绍一些有关的穴位及手法。

按摩的主要穴位包括:揉脾俞、揉肾俞、揉志室、揉大肠俞。

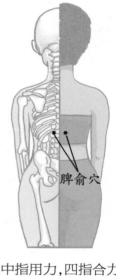

(1)脾俞穴

取穴:脾俞在第十一根胸椎棘突下,旁开二指处,大概就是后背腰部上方二十厘米左右。

主要手法:两手中指按在穴位上,用力按揉30～50次;擦至局部有热感。

(2)肾俞穴

取穴:肾俞位于第二腰椎棘突下,旁开两横指处取穴。

主要手法:两手拇指同时按第十一根肋端,双手护腰,中指用力,四指合力拿捏20～30次。

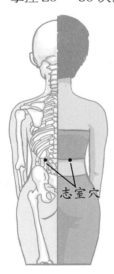

(3)志室穴

取穴:志室在肾俞外两指处。

主要手法:两手同时握拳,食指掌部突起处抵住志室,揉按20～40下,再用指掌擦揉20～40次,直至腰部发热。

(4)大肠俞穴

取穴:大肠俞在第四腰椎棘突下,旁开两指处,也就是在胯上方腰椎旁两指处。

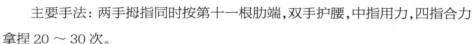

139

主要手法：双手握拳，用食指掌指关节按揉 20～50 次。

## 健康么么茶

### 女性多吃番茄能防晒防皱

番茄不仅营养丰富，更是皮肤的天然保护伞。有研究表明，吃熟番茄或番茄酱可以防晒和抵抗皱纹。

英国曼彻斯特大学的研究人员将受测人群分成两组，一组常食番茄酱，一组则根本不食用。结果多吃番茄酱的人群的皮肤抗晒能力比另一组提高了 33%。不仅是防晒，多吃番茄的功效还体现在抵御肌肤老龄化的问题上。皮肤暴露于太阳下会受到紫外线的伤害，产生的自由基会改变皮肤的分子结构，导致肌肤过早老化甚至发生皮肤癌。而番茄中含有大量抗氧化剂番茄红素，可以有效对抗自由基。

曾经有研究证明，熟番茄比生番茄的番茄红素含量更高。用来做配料的番茄酱中番茄红素含量也很丰富。有关专家表示："多吃番茄，可以提高皮肤的胶原水平，这有助于皮肤抵抗衰老。"所以，番茄有理由成为爱美女士桌上的必备品。

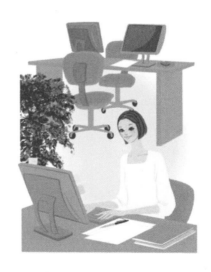

# 第四章 茶饮调理轻松保健

　　我国古老的中医药学，有"药食同源"的说法，这是很有道理的，因为很早以前许多能治病的中草药都是从可食性的动植物中筛选出来的。

　　茶叶这一古老的饮料，传说是神农尝百草中偶然发现它可以解毒而被采集利用的。《神农本草》中记述：神农尝百草，日遇七十二毒，得茶而解之。古代到现代数百种茶书古籍，数千篇科研论文，从各方面论述了茶的保健功效。

　　此外，由于茶具有防止人体内胆固醇升高，有防治心肌梗死的作用，茶多酚还能清除机体过量的自由基，抑制和杀灭病原菌。此外，茶还有提神、消除疲劳、抗菌等作用。

　　对于办公一族来说，越来越多的人选择喝茶来养生保健。到底我们该选择喝哪些茶好呢？下面不妨认识一下适合办公一族饮用的茶。

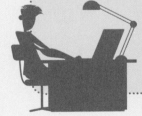

# 一、办公族日常必备茶饮

茶最基本的作用是解渴,同时茶的保健作用也被中医所推崇,对于每天在办公室忙碌的人来说,每天泡上一杯茶,时时饮用,是保健的无二之法,相比运动而言,也更轻松惬意。如果喝一杯茶不但能解渴消疲,还具有保健功效,又何乐而不为呢?

## 1. 养神明目茶

朝九晚五对着电脑工作的办公族常常感到眼睛不堪重负,出现双眼干涩、灼热,有异物感,眼球胀痛,严重者对颜色感觉产生变化,出现畏光、流泪等不适症状。

对于眼睛的保护是每个办公族都应加以重视的,有空时你不妨给自己泡杯养神明目茶。

具体做法是:

【材料】枸杞5克,人参3克。

【用法】将枸杞和人参放入茶杯中,然后冲入热水,浸泡10分钟,即可饮用。

【功效】上班族经常需要面对电脑,眼睛容易疲倦,因此选择枸杞来泡茶,因为它对滋润养血及明目有很好的效果。搭配人参有补气提神、增强抵抗力的作用。这道茶有大补元气、生津止渴、健脾益胃、强心益肺、宁神益智之功效。

注意事项:若你属于体质偏燥热者,可选用西洋参取代人参。枸杞属温补,决明子及菊花属于凉补,其都具有明目效果。

### 健康么么茶

## 喝茶不可过多过浓

一般来说,茶汤宜淡不宜浓,饮浓茶可能会出现头痛、失眠、头晕的症状。且古语也提到:"过量饮茶人黄瘦,淡茶温饮保长岁。"此外,酒后也不可用浓茶解酒。李时珍于《本草纲目》中记载:"酒后饮茶,水入肾经,令人腰脚、膀胱冷痛,兼患水肿挛痹诸疾。"因为浓茶对心血管有强烈刺激,有兴奋心脏的作用,即使平时饮用,也不宜饮用过多过浓。

此外,较浓的茶里含有大量的单宁酸,容易引起肠胃收缩,不适合老年人、患有肾脏功能低下、神经衰弱或是正在服用镇静剂的人饮用。更不可以配西药服用,因为茶中的物质可能会与西药产生化学变化,引起不当的药物反应。

## 2. 清爽美颜茶

【材料】洋甘菊3克,苹果花3克,枸杞3克,柠檬片1克。

【用法】将洋甘菊、苹果花、枸杞捣碎,并装入袋中绑紧成茶包。将茶包放入杯中,注入300毫升沸水,放置3~5分钟,将柠檬片放入杯中饮用即可。

【功效】具有镇静作用,可稳定情绪、舒缓头痛,具有减轻眼睛疲劳、改善过敏皮肤等功效。

### 健康么么茶

## 春茶虽佳不可贪"鲜"

"茶要喝新,酒要喝陈",这句广为流传的话在一定程度上是有道理的,与陈茶相比,多数新茶在感观品质和营养价值上都有特点。

感官品质方面,新茶外观新鲜、香气清新、汤色澄亮、滋味鲜爽。营养价值方面,许多种类的新茶比陈茶具有更强的保健功效。

但是，春茶并非越新鲜越好，放置一段时间后再喝更有营养。这是因为，刚采摘下来不到一个月的茶叶，由于未经较长时间放置，其中的多酚类、醇类、醛类等物质还没完全氧化，可能导致饮后肠胃不适、腹泻、腹胀等不良反应，特别是对于肠胃疾病患者，可能加重病情。另外，新茶中的咖啡因、活性生物碱以及多种芳香物含量也较高，容易使神经系统兴奋，饮用者可能产生四肢无力、冷汗淋漓和失眠等"醉茶"现象，尤其是神经衰弱、心脑血管疾病患者更应注意。因此，春茶最少要放置1周以上，半月最佳。当然，也有一些陈茶的品质和功效与新茶相比毫不逊色，甚至还优于新茶。如普洱茶，就需要较长时间保存，才能产生良好的色、香、味等品质。

# 3. 荷叶消脂茶

【材料】荷叶3克，炒决明子6克，玫瑰花3克。

【用法】将荷叶、决明子、玫瑰花放入杯中，用沸水冲泡饮用。

【功效】清暑利湿。

## 健康么么茶

### 贮存新茶的正确方法

新茶受潮湿、高温、氧化、异味等因素影响，某些化学成分会发生变化，导致茶叶品质下降。主要表现在含水量增加、香气变差、茶叶及茶汤色泽变红变暗等。所以，针对春季新茶，应当采取低温、干燥、去氧、避光的措施贮存。下面介绍两种简易方法：

塑料袋贮茶法：把茶叶装进塑料袋，挤出空气后封好，然后再套一只塑料袋并封口，最后将其放入干燥、无味、密闭的容器内保存。注意选用的塑料袋尽量厚些，最好采用铝复合薄膜袋。

冰箱贮茶法：先将干燥的茶叶放入茶罐，并在盖口处用胶带纸密封，或者把茶叶用铝复合薄膜分装成 100 克左右的小袋，并封口。然后将茶罐或茶袋放置于 5℃ 以下的冰箱。这样的茶叶即使储藏一年，仍可保持色泽翠绿，茶香尤存。不过要特别注意：在取出茶叶饮用前，应先将密封的茶罐或茶袋在室温下放置一段时间，待其温度回升后再打开，可以避免因温度的显著差异而导致茶叶吸湿受潮，影响品质。

## 4. 柳橙美颜茶

【材料】红茶包 1 个，柳橙片、冰糖适量。

【用法】将红茶包放置于杯中，注入沸水冲泡，加适量冰糖，放入柳橙片即可。

【功效】养颜美容，保护肝脏。适合四肢冰冷、血液不畅者饮用。

### 健康么么茶

#### 甜食补充过多令人疲惫

下午四五点是办公室白领最疲惫的时刻，这时人们通常会吃一些甜的东西，不但补充体力，而且心情愉快。但甜过了头，就可能让你身心俱疲。

很多人靠吃甜食来稳定心情或者迅速补充体力。但如果甜食吃得太多了，可能适得其反，反而会导致大脑的运动迟缓，人会感觉到更加没有精神。

甜食中的葡萄糖和果糖可以迅速补充能量，但是过量也会引起肥胖。在肥胖的状态下，人的疲劳感也会增多。

甜食的最终代谢产物是二氧化碳和水，二氧化碳是促使人们身体向酸性体质转化的物质，酸性体质常常会有疲劳感产生。

专家建议,当疲劳和饥饿感产生的时候,坚果和酸奶是最可靠的零食,不但能产生很强的饱腹感,还可以迅速补充能量,而且含有很多抗氧化物质,可对抗身体的疲劳和衰老。

办公族们可以准备低糖的全麦饼干放在办公室,全麦食品含有大量矿物质和维生素,如镁和B族维生素,能让人精力充沛。其丰富的粗纤维也可以一定程度上缓解便秘。

少吃甜食不一定是杜绝甜食,适量的摄取甜食也能很快恢复体力,但是切忌零食以甜食为主。零食的总量也不能太多,否则会影响正餐的食欲,长此以往可能会导致营养不良。

## 5. 葡萄茶

【材料】葡萄100克,绿茶5克,白糖适量。

【用法】将绿茶用沸水冲泡,葡萄与白糖加60毫升水,与绿茶混饮。

【功效】美容、降脂。

 健康么么茶

### 每天吃点葡萄干改善女性贫血症状

许多女性常有脸色苍白、手脚冰凉的症状,这有可能是轻度贫血的表现,每天一把葡萄干就可以辅助改善这一症状。有研究发现,葡萄干的含铁量是新鲜葡萄的15倍。另外,葡萄干还含有多种矿物质、维生素和氨基酸,是体虚贫血者的佳品。

葡萄干有促进消化的作用。葡萄干中含有酒石酸,可促进胃肠道的消化功能。

葡萄干能降低胆固醇,防止血栓形成,预防心血管疾病。它还含有类黄酮成分,有抗氧化作用,可清除体内自由基,抗衰老。

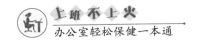

# 6. 乌发茶

【材料】黑芝麻 500 克,核桃仁 200 克,白砂糖 200 克,绿茶适量。

【用法】黑芝麻、核桃仁同研碎,白砂糖融化后拌入,放凉后贮存备用。每次取芝麻核桃糖 10 克,用绿茶汁冲服。

【功效】益肤养肾,乌发美容。对于皮肤干燥、粗糙、无光泽者,有一定的食疗功效。

## 健康么么茶

### 美容不妨吃黄瓜

美容对于每个爱美的女人来说,都是必修课。相比每天涂脂抹粉来说,不少人从每天所吃的食材中找出能够美容的良方。

黄瓜肉质脆嫩、汁多味甘的口感,加之含有蛋白质、脂肪、糖类,多种维生素、纤维素以及钙、磷、铁、钾、钠、镁等丰富的营养成分,无不成为美容圣品的代名词。

此外,黄瓜还含有纤维,能降低血液中胆固醇、甘油三酯的含量,促进肠道蠕动,加速废物排泄,改善人体新陈代谢。新鲜黄瓜中含有的丙醇二酸,还能有效地抑制糖类物质转化为脂肪,因此,常吃黄瓜还可减肥和预防冠心病的发生。

# 7. 椰汁枸杞茶

【材料】鲜椰汁 300 毫升,枸杞 5 克,绿茶 3 克。

【用法】将椰汁煮开,泡枸杞、绿茶饮用。

【功效】清热止渴,滋养肝肾,美容益智。

健康么么茶

## 芒果是防皱佳果

夏日我们常常食用大量的水果。芒果则因为富含纤维、钾、维生素A和维生素C，成为营养专家推荐的度夏健康食物。

营养学家指出，每100克芒果大约含有135千卡的热量。因为芒果中含有丰富的纤维、钾、维生素A、维生素C、钙、镁，对肾脏和清洁血液非常有益，对夏日食欲不振、烦躁难眠者有帮助作用。

另外，营养学家认为，芒果还是预防皱纹的最佳水果。因为芒果中含有丰富的胡萝卜素，能激发肌肤细胞活力，促进废弃物排出，有助于保持胶原蛋白弹性，有效延缓皱纹出现。

营养学家建议，可以把芒果榨汁饮用或者把芒果拌成水果沙拉食用，都可以保持其有益处的营养成分。

## 8.纤美瘦身茶

【材料】山楂片7克，甘草2片，决明子3克，陈皮5克，乌梅3颗。

【用法】将山楂片、甘草、决明子、陈皮捣碎，乌梅切成碎片后与之一同混合，装入茶袋制成茶包。

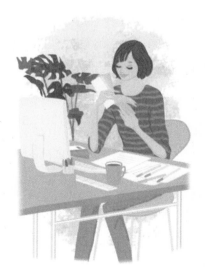

将茶包放入杯中，冲入300毫升热水，静置3～5分钟，香味散出即可饮用，可连续冲泡5次。

【功效】有助于肠道蠕动，促进新陈代谢，清肝益肾，降血脂，可促进排便顺畅，具有瘦身减肥的功效。

🍵 健康么么茶

## 女性多吃点深海鱼好

每周吃 3 次深海鱼就能有效帮助皮肤保持年轻和滋润,而三文鱼是所有深海鱼中对美容最具功效的鱼类。

三文鱼中含有一种强效抗氧化成分——虾青素,三文鱼的橙红色即来源于此。虾青素的抗氧化能力是普通维生素 E 的数倍,能有效抗击自由基,延缓皮肤衰老,同时还能够保护皮肤免受紫外线的伤害。专家建议,女性的餐桌上应该多些深海鱼,最好一周吃 2~3 次海鱼,特别是三文鱼,它对于各个年龄段人群的健康都有益处。

如果不习惯生吃三文鱼,煎炒、熬汤或清蒸同样美味鲜嫩,三文鱼最宜煎煮至九成熟,外面熟透,而内部仍保持橙红色,口感是最好的。由于三文鱼的维生素 E 含量不是很丰富,因此,如果想强化它的美容效果,最好与富含维生素 E 的食物一起烹制,如各种坚果、绿叶蔬菜、谷类等食物。

## 9. 美颜消暑茶

【材料】洛神花 3 克,甘草 3 片,杭菊 3 克,枸杞 10 克。

【用法】将洛神花、甘草、杭菊捣碎。将枸杞与之一起混合,装入袋中绑紧成茶包。将茶包放入杯中,冲入 200 毫升热水,放置 3 ～ 5 分钟即可饮用。

【功效】解热活血,养颜美容,清肝明目。

🍵 健康么么茶

## 饮酒后别马上喝咖啡

日常生活中,有些人习惯在酒后喝一杯咖啡,以为咖啡能醒酒。其实,酒后不宜喝咖啡。

营养学专家说,人在饮酒后,酒精会很快被消化系统吸收,接着进入血液循环系统,继而影响胃肠、心脏、肝肾、大脑和内分泌系统,其中受害最直接、最严重的是大脑;如果酒后即喝咖啡,会使大脑从极度抑制转入极度兴奋,加快血液循环,增加心血管负担,对人体造成的损害甚至会超过喝酒本身。在饮用白酒 30 ～ 60 分钟内,饮用葡萄酒 1 ～ 3 小时内,人体血液中的酒精含量会达到最大值,在此期间不要喝咖啡。

# 10. 桂花冬瓜茶

【材料】桂花 10 克,冬瓜子 10 克,陈皮 10 克。

【用法】将上述材料放入杯中,混合后用沸水冲泡 15 分钟即可。每日 1 剂,代茶饮。

【功效】补益肝肾,理气化斑。适合面部有雀斑者饮用。

## 健康么么茶

### 减肥少不了红薯和玉米

减肥措施包括控制饮食与加强体育锻炼。在饮食调理方面,适当食用粗粮,既可满足人体的营养需要,又能帮助控制体重,因此,粗粮越来越受到人们的青睐。

红薯为旋花科植物,据研究测定,每百克红薯含热量仅 127 千卡,粗纤维 0.5 克,脂肪 0.2 克,碳水化合物 29.5 克,另含矿物质和维生素等物质。

红薯含热量仅为馒头的一半。红薯可代替粮食充饥,食后可抑制皮下脂肪的增长与堆积。此外,红薯还有利于排便,有利于减肥。

玉米为一年生禾本科植物,粗纤维的含量比精米、精面高。玉米中还含有大量镁,镁可加强肠壁蠕动,促进机体废物的排泄。玉米上述的成分与功能,对于减肥非常有利。玉米成熟时的花穗玉米须,有利尿作用,也对减肥有利。玉米可煮汤代茶饮,也可粉碎后制作成玉米粉、玉米糕饼等。膨化后的玉米花体积很大,食后可消除肥胖人的饥饿感,且含热量很低,也是减肥的代用品之一。

# 11. 桂圆美肤茶

【材料】枸杞子2克,桂圆肉2克,山楂2克,菊花2克,茶叶3克,青橄榄2枚。

【用法】将上述材料放入茶壶中,用沸水冲泡,加盖焖至3～5分钟后饮用,青橄榄可嚼食。

【功效】具有生血养阴、润肤美容的功效,改善面容枯槁、肌肤无光泽。

## 健康么么茶

### 办公族不宜经常吃方便面

方便面是上班族们喜欢的一种食品,它既可以当加餐,又可以当正餐,而且食用方便,非常适合繁忙的上班族。尤其是不少男性,既没有女人那么多对于身材的顾虑,又对饮食马马虎虎,方便面更是他们的"宠儿",经常会在办公桌里放上几包。但是,经常吃方便面的人们有没有考虑过方便面带来的健康隐患呢?

方便面是经过油炸后干燥密封包装而成。尽管现在很多方便面都号称不是油炸的,但多少都会含有食用油,因此,放置的时间一长,方便面之中的油脂就会被空气氧化分解,生成有毒的醛类过氧化物。吃了这种油已变质的方便面,会给你带来意想不到的麻烦,比如引起头晕、头痛、发热、呕吐、腹泻等中毒现象。

方便面只适于救急,如临时就餐不便或受到条件限制吃不到其他东西的时候食用。一天最多吃一次,也不能天天吃。

营养专家提醒办公族们吃方便面时,应增加副食。

如果确实由于条件限制、需要经常吃方便面时,应该酌情增加一些副食,以补充营养的不足。如搭配食用些香肠、牛肉干、肉脯、肉松、熟鸡蛋等。或者配餐用一些生吃的瓜果、蔬菜,如黄瓜、番茄、香蕉、梨、橘子等,数量应该保持在 250～300 克左右。

患有肠胃疾病和胃口不佳、吸收不良的人,最好不要吃方便面。

总之,方便面作为一种方便食品,偶尔吃一些对身体没有害处,但经常吃就会有损健康了。

## 12. 芦荟茶

【材料】芦荟 0.5 克,绿茶 3 克。

【用法】用 150 毫升沸水将芦荟、绿茶冲泡后饮用即可。

【功效】清热通便,泻下。适用于热结便秘、目赤牙肿。

### 知识延伸阅读

芦荟是一种集药用、保健、美容、观赏于一身的纯天然绿色植物,其具有促进大肠蠕动、润肠通便、改善便秘、深层排毒、提高免疫力、美白肌肤、抗皱、消炎解毒、促进皮肤更新、缓解妇女经期不适、促进伤口愈合等功效。

### 健康么么茶

## 感冒时,少吃香菜

感冒,也称伤风,根据发病季节或症状不同,中医将感冒分为风寒感冒和风热感冒两大类型。风寒感冒多表现为发热怕冷,全身痛,鼻塞流清涕,咳嗽痰为白黏痰,舌苔薄白;风热感冒者发热不怕冷,头痛,咽喉痛,咳嗽痰为黄稠脓性痰,舌苔微黄。一般来说,感冒属于外邪侵犯,所以,感冒初起宜吃清淡稀软饮食,忌吃油腻、黏、滞、酸、腥、滋补性的食品,以防外邪反而不容易被驱出体外。风寒感冒患者宜吃具有辛温发汗散寒之品,忌吃生冷性凉食物;风热感冒患者宜吃辛凉疏风清热利咽食物,忌吃辛辣性热物品。

中医认为,香菜辟一切不正之气,有温中健胃的作用。但是经常患感冒的人,应避免食用香菜,因为这类人常存在气虚,吃香菜会导致感冒更加频繁。

# 13. 蒲花茶

【材料】蒲公英5克,金银花3克,绿茶3克。

【用法】将上述材料放入茶杯中,用200毫升沸水,冲泡5～10分钟即可饮用。

【功效】清热泻火,适用于急性结膜炎。

## 健康么么茶

### 夏季爱犯困吃点毛豆

夏季人体容易出汗,随着汗液流出会带走一部分钾。钾是人体不可缺少的矿物质元素,夏季容易犯困、疲乏、食欲不振就与体内钾的流失有一定的关系。而毛豆中含有丰富的钾,夏季适当多吃一些毛豆,比如盐水毛豆、毛豆烧菜都是不错的吃法,不仅可以缓解倦怠,还能开胃、补充体力。

毛豆中的镁含量远远高于其他鲜豆类,有助于维护骨骼生长和神经肌肉的兴奋性。

毛豆中的维生素C含量位居鲜豆类蔬菜之首;毛豆含有丰富的膳食纤维,不仅能改善便秘,还有利于血压和胆固醇的降低;毛豆中还含有微量的生物活性物质黄酮类化合物,特别是大豆异黄酮,对维护女性健康、改善更年期不适有益。

# 14. 冰竹茶

【材料】竹叶 5 克,绿茶 3 克,冰糖 10 克。

【用法】将上述材料放入茶杯中,加 200 毫升沸水,冲泡后饮用。

【功效】清热除烦,适用于热病口渴,小便赤热。

## 健康么么茶

### 贪吃荔枝当心"荔枝病"

荔枝不仅味美,而且其营养十分丰富,含有大量的果糖、维生素、蛋白质、柠檬酸等,对人体有补益作用。然而中医认为荔枝是属湿热之品,民间有"一颗荔枝三把火"之说。所以尽管美味可口,也不能多吃,否则很可能会患上荔枝病。

荔枝病的实质是一种"低血糖症",荔枝中含大量的果糖,果糖经胃肠道黏膜的毛细血管很快吸收入血后,必须由肝脏内的转化酶,将果糖转化为葡萄糖,才能直接为人体所利用。如果过量食入荔枝,那么就有过多的果糖进入人体血液,"改造"果糖的转化酶就会供不应求。在这种情况下,大量的果糖充斥在血管内却转化不了能被人体利用的葡萄糖,致使人体血液内的葡萄糖不足,就会导致荔枝病。

荔枝病通常的临床表现为:头晕心悸、疲乏无力、面色苍白、皮肤湿冷,有些患者还可出现口渴和饥饿感,或发生腹痛、腹泻症状,个别严重患者可突然昏迷,阵发性抽搐,脉搏细弱而速,瞳孔缩小,呼吸不规则,呈间歇性或叹息样,面色青灰,皮肤紫绀,心律失常,血压下降等。一旦发生荔枝病,应该积极治疗,如仅有头晕、乏力、出虚汗等轻度症状者,可服葡萄糖水或白糖水,以纠正低血糖,补充生命必需的葡萄糖。如果出现抽搐、虚脱或休克等"荔枝病"重症者,应及时送医院治疗,静脉推注或静脉点滴高浓度的葡萄糖,可迅速缓解症状,治愈后不留后遗症。

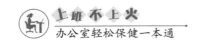

## 15. 竹叶甘茶

【材料】竹叶5克,甘草、绿茶各3克,白糖适量。

【用法】用200毫升沸水冲泡后,加适量白糖调味,即可饮用。

【功效】清热润喉。适合于夏季炎热时饮用。

### 🍃 健康么么茶

### 早上不该吃的三种食物

不是所有的东西都适合在空腹时吃,到底哪些东西不适合在清晨空腹食用呢?

清晨最不应该吃的三种食物:

(1)忌喝大量冰凉的饮料:温度相差太大会强烈刺激胃肠道,导致突发性挛缩。

(2)忌空腹吃香蕉:香蕉中除了含有助眠的钾,还含有大量的镁元素,若空腹食用,会使血液中的含镁量骤然升高,镁含量过高会引起心律失常。

(3)忌空腹吃菠萝:菠萝里含有强酵素,空腹吃会伤胃,其营养成分必须在吃完饭后才能更好地被吸收。

## 16. 竹梅茶

【材料】竹茹5克,乌梅3克,绿茶3克,白糖适量。

【用法】将竹茹、乌梅和绿茶放入茶杯中,加入200毫升沸水冲泡,加适量白糖调味后,即可饮用。

【功效】清热生津。适用于伤暑烦渴不止。

**健康么么茶**

## 女性吃红豆更滋补

中国人素有吃"豆"的习惯，像红豆、绿豆及其豆制品已是人们餐桌上的"常客"。红豆、绿豆虽然同为人类健康的"卫士"，但"性情"却不完全相同，我们只有更好地了解这些"豆"的特点，方可根据各自的身体状况药食两用，加以调理，以达事半功倍之效。

中医认为，红豆性平，味甘酸，无毒，有滋补强壮、健脾养胃、利水除湿、清热解毒、通乳汁和补血的功能，特别适合各种水肿病人的食疗。现代研究发现，红豆中也含有一种皂甙类物质，能促进通便及排尿，对心脏病或肾病引起的水肿有辅助治疗作用。

# 17. 陈皮茶

【材料】陈皮 5 克，白砂糖适量。

【用法】将陈皮用水洗净，撕成小块，放入杯内；将水烧开，沏入杯内，闷一会儿；将焖泡的陈皮汁倒入茶杯内，加入白砂糖搅匀，即可代茶饮。

【功效】顺气，止咳，化痰健胃，消暑，使皮肤健美。

**知识延伸阅读**

陈皮为芸香科植物橘及其栽培变种的成熟果皮。陈皮果皮常剥成数瓣，基部相连或呈不规则碎片。质稍硬而脆。气香，味辛而微苦，气香宣散，可升可降；具有理气和中，燥湿化痰，利水通便的功效；陈皮泡茶，适宜脾胃气滞、脘腹胀满、消化不良、食欲不振、咳嗽多痰之人。

🍵**健康么么茶**

## 女性秋季宜常吃丝瓜

丝瓜是夏秋季节人们爱吃的蔬菜。丝瓜的营养价值很高,丝瓜中含有蛋白质、脂肪、碳水化合物、粗纤维、钙、磷、铁、瓜氨酸,以及核黄素等B族维生素、维生素C,还含有植物化学物成分——皂甙。

秋天女性多吃丝瓜对身体很有好处。丝瓜味甘性平,有清暑凉血、解毒通便、祛风化痰、润肌美容、通经络、行血脉、下乳汁等功效,其络、籽、藤、花、叶均可入药。丝瓜汁有"美容水"之誉。将生长的丝瓜藤割断,流出的液汁,用纱布蘸丝瓜水涂搽脸或肌肤,有润肌防皱功效;也可以将丝瓜直接绞汁,调入适量蜂蜜或甘油搽抹,效果也佳。

丝瓜食用时应去皮,可凉拌、炒食、蒸食、做汤食或取汁用以食疗,如丝瓜洗净切片经开水焯后,拌以香油、酱油、醋等可做成凉拌丝瓜。丝瓜清炒则清淡可口,清热利湿;香菇烧丝瓜益气血、通经络;取生丝瓜适量洗净榨汁,按10:1的比例调入蜂蜜搅匀而成的生丝瓜汁,具有清热止咳化痰的功效。

# 18. 三花茶

【材料】玫瑰花6克,茉莉花3克,金银花10克,茶叶10克,陈皮6克,甘草3克。

【用法】将玫瑰花、茉莉花、金银花、茶叶、陈皮、甘草放入杯中,加入沸水,冲泡10分钟后饮用。每日1剂,分3～4次服饮。

【功效】健胃、清热、消食,适合消化不良者服饮。

🍵**健康么么茶**

## 贪杯男和压力男的饮食良方

男性由于工作上有较多的饮酒应酬,或工作压力大而引起失眠、身体各种不适等问题。下面针对不同类型的男性朋友们，介绍几个饮食良方：

（1）贪杯男

呵护心肝食疗方：贪杯男性分两种，一种人迫于工作需要，不喝不行，经常以喝酒为手段来应酬客户，本身并无酒瘾，但时间长了也可能得脂肪肝、酒精肝；另一种人本身就嗜酒成性，逢酒必喝，且喜欢醉生梦死的快感，此为患酒精性肝硬化的高危人群，严重的可致死亡。

推荐良方：五味子粥。五味子可以养肝、补肾，大米有保肝、护胃的作用，酒后进食能够减少大量酒精对肝的损害。

（2）压力男

甜梦食疗方：这种人平时工作压力大，精神紧张易疲劳，睡眠不好，而且一般运动较少，这些都会影响肠胃对饮食的正常吸收，身体介于健康与疾病中间，机体抗病能力大大下降。久坐不利于会阴部的血液循环，容易产生腰部酸痛症状。喝水少、血液黏度大、锻炼少还会影响前列腺的功能，甚至会引发前列腺炎。

推荐良方：莲子芡实粥。莲子可以健脾宁心，芡实能够健脾补肾，常喝能够缓解压力、防止因工作紧张造成的失眠等不适。

# 19. 提神香茶

【材料】金盏花 1 小匙，薄荷叶 5 片，紫罗兰 5 朵，马鞭草 5 片，蜂蜜适量。

【用法】

（1）温壶后，将所有材料放入茶壶内。

（2）注入热水，冲泡 5 ～ 7 分钟。

（3）略放至温后，即可以依照个人口味加入适量蜂蜜调味。

【功效】清新提神，使身心舒畅，并帮助排便顺畅，预防便秘。

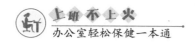
健康么么茶

## 西瓜能吃出苗条双腿

西瓜性甘味寒，能解暑热，并具利尿、发汗的功效，也是补充水分最好的选择。不过，西瓜吃多了，容易引发肠胃炎、腹泻等毛病，仍应酌量食用。

西瓜的水分极高，含有丰富的维生素、蛋白质、果胶、纤维质等，一般人吃西瓜，多半食用松沙多水、色泽艳丽的果肉。

不过，西瓜从外皮到西瓜子都具有食疗效果，尤其西瓜皮白色部分的瓤，别名叫"翠衣"，具有比西瓜肉更佳的利尿作用，虽然糖分较少、味道较淡、纤维较粗硬，但能够用于调养肾炎、水肿、糖尿病等，可是却经常被丢弃不吃，实在可惜。

正因为翠衣具有良好的利水作用，对于水肿型肥胖的患者来说，是极佳的瘦身食材，再加上翠衣并不像西瓜肉含有较高量的糖分，热量较西瓜肉低，对于下半身因为循环不良而造成的水肿，有利水消肿的功能，食用翠衣，能够帮助腿部慢慢变得匀称有致。

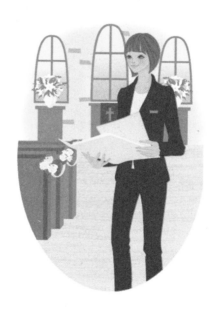

# 二、调体养生保健茶饮方

　　每天忙忙碌碌的上班族难免会感觉到精力下降,乃至有时出现头昏脑涨的情况出现,当你感觉到自己有些疲劳,力气不足以保持良好工作状态时,不妨为自己泡上一杯清茶,舒缓一下心情和神经,让自己放松片刻。

　　其实,在众多茶方中,有些十分适合办公族饮用,因为这些茶饮能帮你赶走疲倦和烦躁。

## 1.健脑明目饮蒲公英龙井茶

　　【材料】蒲公英20克,龙井茶3克。

　　【用法】将蒲公英、龙井放入杯中,注入沸水冲泡。代茶饮。

　　【功效】清热消炎,健脑明目。适用于风热感冒、咽喉肿痛、心火过旺之失眠、头痛。

### 健康么么茶

#### 办公族补肝明目的饮食原则

　　(1)饮食均衡

　　每天选择的食物中蛋白质、碳水化合物、脂肪、维生素、矿物质等要保持适宜的比例;瘦肉、豆制品、鱼、奶、蛋等富含优质蛋白质的食品应在每天的食物中交替供应;每餐以主食为主,多吃新鲜水果和蔬菜;不可暴饮暴食,挑食厌食,也不可饱一餐、饥一顿。

　　(2)多饮水

　　水是生命之源,多饮水可补充体液,促进血液循环,促进新陈代谢,调节内分泌系统,还有利于消化吸收和排毒,减少代谢产物和毒素对肝脏的损害。

（3）忌辛辣、刺激饮食

酒精具有强烈的刺激性,肝脏代谢酒精的能力也是有限的,多饮必伤肝,特别不能空腹饮酒；辛辣性的食物如韭菜、葱、姜、辣椒等最好不要食用。

（4）忌腌烤食品

科学研究证实,泡菜、腌酸菜、咸鱼、腊肉等食物含硝酸盐较多,大量食用后,肠道细菌可将硝酸盐还原为亚硝酸盐。使用煤、木炭熏烤的食物会产生大量的苯并芘。亚硝酸盐和苯并芘都是高致癌物质,极易给肝脏造成损害。食物在烹调的时候应讲究方法,多煮、炖、蒸,避免油炸、烧烤。

（5）忌高脂肪食物

高脂肪会增加肝脏的负担,过量食用高脂肪食物,如肥肉、动物内脏（脑、肠、肾等）,易使人肥胖、血脂增高,继而诱发脂肪肝。羊肉、狗肉属于高热量、高脂肪食物,不宜多吃。

## 2. 生津止渴饮蜂蜜绿茶

【材料】蜂蜜 20 克,绿茶 1 克。

【用法】将绿茶放入杯中,加适量沸水冲泡 5 分钟,加入蜂蜜调服即可,每日 1 剂,温服。

【功效】健脾润肺,生津止渴,利尿解毒。适用于气管炎、病后体弱、便秘等症。

健康么么茶

## 粗细搭配有益健康

随着生活水平的提高,不少人只吃精米精面,很少吃粗粮、杂粮,这与科学的养生之道背道而驰。

因为在稻麦的谷皮中,含有多种对人体来说较重要的微量元素,如铬、锰,谷物经加工精制后,矿物质元素就会大量减少。如果缺乏铬、锰这两种元素,就容易发生动脉硬化。

谷皮中含有大量膳食纤维。食物太精细,膳食纤维必然很少,往往食后不容易产生饱腹感,很容易造成过量进食而发生肥胖。

粗粮中含有大量的膳食纤维,膳食纤维本身对大肠产生机械性刺激,促进肠蠕动,使大便变软畅通。这些作用,对于预防肠癌和由于血脂过高而导致的心脑血管疾病都有好处。

此外,膳食纤维还会与体内的重金属和食物中有害代谢物相结合排出体外。

从人体健康养生的角度来看,不宜长期吃精制细粮,而应经常吃点玉米面、小米等,做到粗细粮搭配食用。

专家指出,一个健康的成年人,每天的膳食纤维摄入量以 10～30 克为宜。除了粗粮以外,蔬菜中膳食纤维较多的是韭菜、芹菜、茭白、南瓜、苦瓜、空心菜等,也可适量食用,以替代粗粮摄取的不足。

## 3. 促进消化饮山楂茶

【材料】山楂片 25 克,绿茶 3 克。

【用法】将山楂片和绿茶放入杯中,加沸水冲泡约 10 分钟即可饮用。每日 1 剂,分 3 次服饮。

【功效】开胃、助消化。适用于消化不良。

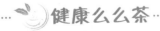

### 健康么么茶

## 彩虹饮食有助改善情绪

每天应该至少吃 5 份水果和蔬菜，还要包含红、橙、黄、绿、紫等各种色彩。彩虹饮食不仅能刺激提升你的情绪，还能使你远离疾病。

红樱桃、红辣椒、草莓和番茄富含番茄红素，这是一种有效的抗氧化剂，能抗衰老，还有助于预防晒斑。

橙色的杏、胡萝卜、芒果、橘子和甘薯含 β–胡萝卜素，可保护你的皮肤远离紫外线的伤害。

黄色的香蕉、南瓜、玉米是玉米黄素的良好来源，这种植物化学物质有助于细胞间的维生素和矿物质互换。它可能还有助于预防心脏病。

绿色的苹果、圆白菜、芝麻菜和菠菜是叶黄素的良好来源，它是一种类胡萝卜素，对肌肤水润有弹性和眼睛健康有好处。鳄梨和叶状绿色蔬菜还富含维生素 E，可强化细胞膜，有助于预防皱纹。

紫色的茄子、甜菜根、蓝莓、葡萄和李子都含花青素，这是一种能改善血管强度、预防胶原质流失的植物色素。

## 4. 预防暑热饮水蜜桃茶

【材料】水蜜桃 3 个，柠檬半个，蜂蜜 10 克，红茶 5 克。

【用法】将水蜜桃洗净切片，加入柠檬片，蜂蜜、红茶，加适量水煮沸，倒入杯中代茶饮。

【功效】开胃健脾，活血润肠，清凉解暑。

### 健康么么茶

## 夏季三餐不可水果化

盛夏是水果消费旺季，也被爱美女性们看做是减肥的最佳时间，不少爱美女性认为"一天三顿只吃水果，修身养颜一举两得"，但是，在专家看来,其实这种观念是错误的。医学专家指出,吃水果应适度。从营养学角度来说,人体需要的多种基本营养素,如碳水化合物、矿物质、蛋白质等,都不是单靠吃水果能够满足的,长期靠"水果化"生存,对人体的内分泌系统、消化系统、免疫系统等都将产生不利影响。大部分水果糖分含量高,长期大量摄入,同样难以获得减肥效果。

此外,专家指出,水果入口前,最重要的是清洁。葡萄、草莓、杨梅等表皮往往有农药残留,误食会造成有机磷中毒,表现为头痛、头晕、恶心呕吐,严重时还伴有流涎、腹泻等症状。要做到有效预防,除了用流动水彻底清洁水果外,还应将其在清水中浸泡至少半小时。

# 5. 体弱气虚饮桂圆茶

【材料】桂圆肉 20 克,绿茶 1 克。

【材料】将桂圆肉蒸熟。绿茶放入茶壶中,加入沸水冲泡 5 分钟后,去渣取汁,加入桂圆肉拌匀即成。每日 1 剂。

【功效】补气血,益心脾,抗癌,适用于贫血。

---

**知识延伸阅读**

桂圆也称龙眼,因其种核圆黑光泽,果肉呈白色,看似传说中"龙"的眼睛,所以得名。新鲜的桂圆肉质极嫩,汁多甜蜜,美味可口。鲜果烘成干果后即成为中药里的桂圆。其入药,有壮阳、益气、补益心脾、养血安神、润肤养颜等多种功效,可治疗贫血、心悸、失眠、健忘、神经衰弱及病后、产后身体虚弱等症。

健康么么茶

## 桂圆虽好，但不可多食

桂圆营养丰富，不但是一种口感甘甜的水果，还可以制成蜜饯、罐头等多种食品。它含有葡萄糖、蔗糖等能被人体直接吸收的糖分，还含有B族维生素和维生素C，钙、铁、磷等矿物质元素含量也不少。

桂圆肉的养气补血效果更甚红枣，对身体虚弱的女性滋补效果极佳。但孕妇却最好不要多吃桂圆。孕妇因阴虚引发内热，往往有口干舌燥、肝胆郁结、便秘等症状。此时大量食用桂圆，可能加重孕妇体内的虚热，导致胎位不稳、腹痛见红，严重者可能引起流产。

此外，虚火内热、风寒感冒和消化不良时，也要少吃桂圆。桂圆会加重虚火内热的症状。风寒感冒时，身体内热上升，食用桂圆也会加重身体内部的"火气"。而对消化不良的人来说，桂圆中的糖分等营养物质会加重肠胃负担，降低进食的欲望。

桂圆好吃，不可多吃。适量食用桂圆，可以健胃养脾、益气补血，对失眠健忘等症状亦有疗效。但吃多了，也会造成肠胃不调、虚火上升等不良反应。

## 6.理气化痰饮红橘茶

【材料】橘红6克，白茯苓9克，生姜2片。

【用法】上述材料切碎，置入杯中，以沸水适量冲泡，盖焖15分钟。代茶频饮。

【功效】理气和中，化痰止嗽。适用于痰多质黏稠，胸闷纳少，或有呕吐、便溏者。风热咳嗽、口干舌红者忌用。

知识延伸阅读

此方性偏温，故热痰、燥痰之咳嗽者不宜使用。方中橘红为芸香科植物福橘或朱橘的果皮外层红色部分。内层为橘白，能补脾和胃、化浊腻，但消痰利气功效不及橘红。

另有化橘红，为同科植物柚的外层果皮，《纲目拾遗》说它能"治痰症，消油腻、谷食积，醒酒，宽中"。《本草从新》则认为化橘红"消痰至灵，然消伐太峻，不宜轻用"。可见两种橘红，一缓一峻，使用时需注意。

### 健康么么茶

## 吃螃蟹一定要蘸姜醋汁

金秋时节是蟹肉肥美的季节，但要保证吃蟹健康，吃螃蟹或大闸蟹时一定要蘸着姜末和醋，因为姜具有温中散寒和解毒的作用，而醋能祛除蟹肉的腥味。

蟹肉中含有丰富的蛋白质、维生素$B_{12}$、维生素A、维生素C、铁、磷等营养成分。对平常轻易倦怠、郁闷，或神经末梢有麻木、疼痛感的人，可以适量食用。同时，由于蟹所含的胆固醇偏高，胆结石、过敏体质者需节制食用。

中医认为海产品多为大寒之品，易伤脾胃，如和切碎的生姜同吃，有温中散寒解毒的作用。肠胃功能不好的人应少吃或不吃海鲜。因为海产品大寒可以导致脾胃受伤，引起恶心、呕吐、腹痛、腹泻等肠胃疾患。

大闸蟹虽然是淡水产品，但它也是性寒凉的食物，所以吃水产品时最好也要同食生姜，以便保护肠胃。专家提醒，相比海蟹来说，大闸蟹的寒性稍低，但也不可一次吃得过量。经常腹泻的人、肠胃功能差的人最好不要吃；肠胃功能好的人也不能天天吃，成人每次最多只能吃2～3只，一周最好不要超过2～3次。

## 7. 气候干燥饮雪梨茶

【材料】雪梨 1 个,绿茶 5 克。

【用法】将雪梨切薄片,加水煎汤,冲泡绿茶,代茶饮,食梨肉。

【功效】润燥生津。适用于秋季气候干燥引起的口干咽燥,鼻干津少。

### 健康么么茶

### 常吃银耳可祛斑润肤

《本草诗解药注》记载:"白耳有麦冬之润而无其寒,有玉竹之甘而无其腻,诚润肺滋阴之要品。"这里说的白耳就是银耳,它被人们誉为"菌中之冠",既是名贵的滋补佳品,又是扶正强壮之补药。历代皇家贵族将银耳看做是"延年益寿之品""长生不老良药"。

中医认为,银耳滋润而不腻滞,补脾开胃、益气清肠,对阴虚火旺不受参草等温热滋补的病人是一种良好的补品。银耳富含天然特性的胶质,加上它的滋阴作用,长期服用可润肤,并有祛除脸部黄褐斑、雀斑的功效。银耳提取物银耳多糖有对抗血栓形成的功能,对保护心脑血管有一定作用。

银耳与黑木耳都属于胶质真菌类的植物,都含有丰富的蛋白质和多糖,其食疗保健作用相似。银耳的滋补保健作用要高于黑木耳,特别适合阴虚体质的人。从滋补脏腑部位分析,银耳重在补肺,黑木耳重在补肾。银耳多用于药膳,黑木耳重于食疗。

# 三、药茶保健茶饮方

不同品种的茶叶与中药材按照一定配伍原则可制成茶饮,用做日常保健。现今,越来越多的人认可了饮茶的保健作用,茶与中药材的融合也使得两者的保健效果发挥得更为明显,下面就是一些可以改善身体内部机能的一些保健茶饮方。如果你正处于亚健康状态,不妨根据自己的体质和需要选择适合自己的保健专属茶。

## 1. 补肾强腰饮核桃茶

【材料】核桃仁 10 克,绿茶 1 克。

【用法】将核桃仁研磨成末、与绿茶一同放入茶杯中混合,用沸水冲泡 5 分钟即可饮用,每日 1 剂,分 2 次服饮。

【功效】补肾强腰,敛肺定咳。适用于腰肌劳损、虚弱、气喘、慢性气管炎等症。

### 健康么么茶

#### 常吃这些食物利于消除体内垃圾

人体内的垃圾得不到及时的清除,就很容易使人患病。以下食物可以帮助我们有效地清除体内垃圾。

(1)鲜果汁、鲜菜汁

鲜果汁、鲜菜汁是体内"清洁剂"。它能解除体内堆积的毒素和废物,因为当大量的鲜果汁和鲜菜汁进入人体消化系统后,会把积存在细胞中的毒素溶解,由排泄系统排出体外。

（2）海带

海带胶质能促进体内的放射性物质排出人体，从而减少放射性物质在人体内的积聚，减少放射性损伤的发生率。

（3）绿豆汤

绿豆汤能帮助排除体内的毒物，促进机体的正常代谢。

（4）猪血

猪血中的血浆蛋白，经过人体胃酸和消化液中的酶分解后，会产生一种解毒和滑肠作用的物质，与侵入胃肠的粉尘、有害金属微粒发生结合，由排泄系统排出体外。

（5）黑木耳和菌类植物

黑木耳和菌类植物有良好的吸附作用，能清洁血液和解毒，经常食用能有效地清除体内污染物质。

## 2. 祛风发汗饮生姜茶

【材料】绿茶5克，生姜8片，葱白5～8根。

【用法】将绿茶、生姜片、葱白根放入茶杯中，混合后用沸水冲泡5分钟即成。每日1～2剂。

【功效】祛风发汗，适用于风寒感冒者。

### 健康么么茶

#### 每天吃坚果，保健作用得天独厚

维生素A、维生素C、维生素E等抗氧化物可以降低体内的氧自由基，保护人体免疫系统。而天然食物，尤其是坚果，是这些抗氧化物的最佳来源。研究证实，如果每周吃5次坚果，就能使心肌梗死的发病率显著降低。由于坚果富含植物纤维，因此有助于防治便秘。

在对8.4万名年龄在34～59岁的妇女进行16年的跟踪调查后，美国哈佛大学的研究人员发现，多食坚果或花生酱能显著降低2型糖尿病的发病风险。尽管调查对象均为女性，但研究人员认为，这一结论对男性同样适用。在调查开始时，她们没有任何糖尿病、心血管疾病和癌症等病史。在调查期间，约有3200人患了2型糖尿病。调查结果显示，每周吃5次以上、每次吃一把坚果的妇女患2型糖尿病的风险，比极少或从不吃坚果的人要低3倍。每周吃5次以上、每次至少食用一大汤匙花生酱的妇女，2型糖尿病的发病率低2倍。

科学家还意外地发现，多吃坚果可以提高视力。因为眼睛的脉络膜对眼球晶体具有调节作用，而脉络膜的调节功能有赖于面部的肌力，面部肌力的增强则得益于咀嚼强度。也就是说，咀嚼强度对提高视力起着一定的作用。而现代人的食物日趋软化，甚至汁化，进食时咀嚼很少或根本不需要咀嚼，致使面部皮肤肌肉力量变弱，脉络膜对眼球晶体调节功能降低，视力也就容易随之下降。所以，要提高视力，就要多吃较硬的食物，并长期坚持对食物进行充分咀嚼。

所以，我们每天应当吃10克左右的坚果。首选的坚果是杏仁、榛子、核桃、松仁、开心果等。

# 3.预防感冒饮防风茶

【材料】防风6克，甘草3克。

【用法】将防风、甘草放入杯中，注入适量沸水，冲泡后代茶饮。

【功效】增强机体抗病能力。适用于预防感冒。

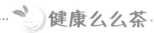 健康么么茶

## 预防头发干枯的办法

所谓"头发干枯"，是指头发因失去水分和油脂的滋润而导致头发干枯易折断、发尾出现分叉的现象。

专家提醒,预防头发干枯应该注意以下几点:

（1）注意合理的饮食营养

常食富含蛋白质和维生素 A、B 族维生素的食物,如核桃、芝麻、大枣、胡萝卜、青椒、菠菜、韭菜、油菜等。多吃水果、动物肝脏、蛋黄、鱼类及海带、紫菜等含碘丰富的食品。

（2）合理清洁头发

常清洁头发,减少大气污染对头发的损害,不用碱性过强的洗发精,洗发后使用合适的护发剂。

（3）不过勤地烫发

烫发一年最多 2 次,当发质状况较差时,不能烫发、染发。尽量不用电热吹风机吹头发,若使用,吹风温度要尽量低,吹的时间尽量短,距离应保持在 20～30 厘米。

（4）合理保养头发

每 2 个月修剪 1 次开叉的发梢,每天用梳子将头发梳理整齐,使油脂均匀分布于整根头发。不用塑料梳,用木梳或骨制梳。夏季注意防晒,防止紫外线对头发的伤害。

# 4.和胃理气饮橘皮茶

【材料】橘皮 20 克,红茶 1 克,红糖适量。

【用法】橘皮加水煎沸,取沸汁泡红茶,浸泡 5 分钟后加入红糖,调匀服用即可。每日 1 剂,分 3 次服用。

【功效】和胃,理气,消积。适用于消化不良。

橘皮是橘子成熟果实的果皮,阴干或晒干而得。其气味芳香,性苦温。具有理气调中、燥湿化痰之功,对脘腹胀满、不思饮食、呕逆咳痰、胃痛嘈杂有良效。

健康么么茶

## 保鲜膜乱用危害健康

生活中,保鲜膜是人们保存食物的帮手,如水分较大的水果和蔬菜通常比较适合用保鲜膜保存,比如苹果、梨、番茄、油菜、韭黄等。

熟食、热食、含油脂的食物不宜使用保鲜膜,特别是肉类,最好不要用保鲜膜包装贮藏。专家指出,这些食物和保鲜膜接触后,很容易使其材料中所含的化学成分挥发、溶解到食物中,对健康不利。

市面上食品包装产品有很多,比如保鲜膜、保鲜袋、保鲜盒等。其中,保鲜膜主要是保水、保质和保护营养。但对于馒头点心一类的食物,保鲜袋比较厚,相对适合一些。保鲜盒的作用主要是密封,可以有效地将生熟食品隔离储存,使冰箱空间利用率加大。

## 5. 祛痰平喘饮冬花茶

【材料】款冬花茶6克,茶叶6克。

【用法】将款冬花、茶叶放入杯中,注入沸水冲泡5分钟即可饮用。每日1剂,分多次服饮。

【功效】祛痰,平喘。适用于一般性哮喘。

健康么么茶

## 冬季戴帽胜过穿袄

冬天,很多人身上穿得很多,却不注意头部的保暖,这很不科学,俗话说:"冬季戴帽,胜过穿袄。"这是有一定道理的。

不戴帽子会破坏人体的热量平衡,试验结果表明,气温5℃时处于静止状态而不戴帽子的人,从头部散发的热量,为人整体产生热量的1/3;在0℃时,为1/2;0℃以下时,为3/4。这说明气温越低,从头部散发的热量越大。

不戴帽子还会增加"热债"量,在热生理学中,把散热量多于产热量称为"热债"。一般来说,在"热债"不大于 25 千卡时,人体能基本维持舒适状态;达到 80 千卡时,人体就会有不舒服的冷感;当"热债"达到 150 千卡时,人体便会出现激烈的寒战。

所以,冬天防寒最好要戴帽子,这对于儿童和老年人来说尤其重要,哪怕是薄薄的一顶帽子,对全身性保暖都会有裨益。

由于制帽材料的物理性能(导热性、吸湿性、透气性和保温性)及帽子的造型,对维护身体的热平衡均有影响,因此选购帽子时,宜选择透气性、保暖性强的棉帽和皮帽等。帽子的造型以戴上后能包住前额,又能护住耳朵的形状为好。

# 6. 健脾消食饮麦芽茶

【材料】麦芽 25 克,红茶 1 克。

【用法】麦芽用适量水煎沸 5 分钟后,趁沸加入红茶即可。每日 1 剂,分 2 ~ 3 次煎服。

【功效】健胃消食。适用于消化不良。

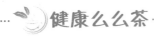 健康么么茶

## 乌龙茶帮你燃烧多余脂肪

乌龙茶亦称青茶、半发酵茶,有"健美茶"和"美容茶"的美名。原因是它有燃烧脂肪的作用,这一作用的关键在于维生素 $B_1$。茶中富含的维生素 $B_1$,是能将脂肪充分燃烧并转化为热能的必要物质。特别是乌龙茶富含铁、钙等矿物质,富含促进消化酶和分解脂肪的成分。饭后喝一杯乌龙茶,可促进脂肪的分解。

# 7.利尿饮玉米须茶

【材料】玉米须30克,茶叶5克。

【用法】将玉米须、茶叶放入杯中混合,用沸水冲泡5分钟即可,每天1剂,分多次服饮。

【功效】降压,利尿。适用于高血压。

## 健康么么茶

### 适合减肥族吃的五种肉类

一般来说,肥胖的人食欲都较好,也喜食肉类。因此,形成了既想吃肉又怕吃肉的矛盾心理,担心吃肉会使身体进一步发胖。其实,胖人也是可以适当吃些肉类食物的。以下几种肉类比较适合肥胖者食用:

(1)兔肉

兔肉的特点是:含蛋白质较多,每100克兔肉中含蛋白质21.5克;含脂肪少,每100克仅有0.4克;含有丰富的卵磷脂;含胆固醇较少,每100克只有83毫克。由于兔肉含蛋白质较多,营养价值较高,含脂肪较少,故是胖人比较理想的肉食。

(2)牛肉

牛肉的营养价值仅次于兔肉,也是适合胖人食用的肉类。每100克牛肉含蛋白质20克以上,牛肉蛋白质所含的必需氨基酸较多,而且含脂肪和胆固醇较低,因此,特别适合胖人和高血压、血管硬化、冠心病、糖尿病患者适量食用。

(3)鱼肉

一般畜肉的脂肪多为饱和脂肪酸,而鱼的脂肪却含有多种不饱和脂肪酸,具有很好的降胆固醇作用。所以,胖人吃鱼肉较好,既能避免肥胖,又能防止动脉硬化和冠心病的发生。

(4)鸡肉

每100克鸡肉含蛋白质高达23.3克,脂肪含量只有1.2克,比各种畜肉低得多。所以,适当吃些鸡肉,不但有益于人体健康,还不会引起肥胖。

（5）瘦猪肉

瘦猪肉含蛋白质较高,每100克中高达29克,每100克瘦猪肉脂肪含量为6克,但经煮炖后,脂肪含量还会降低,因此,也较适合胖人食用。

# 8. 清热降脂饮山楂益母茶

【材料】山楂30克,益母草10克,茶叶5克。

【用法】将山楂、益母草、茶叶放入杯中,每日1剂,多次服饮。

【功效】清热,活血,降脂,通脉。适合于冠心病、高脂血症。

## 健康么么茶

### 秋季缓解秋乏有妙法

由夏入秋,这中间有一个生理适应性交替过程。即人体在夏季大量出汗、食欲不振、睡眠相对不足,因而体能及营养素消耗过多,形成“夏耗”的生理“负债”现象。而入秋之后,气候转凉,出汗减少、食欲增加、睡眠相对充足,有了给“夏耗”以补的生理性休整条件,其表现为睡了还想睡,醒来懒洋洋,提不起精神,这种休整性状态就是“秋乏”。

从积极意义上讲,“秋乏”是人体补偿“夏耗”体能及营养素过度消耗的保护性反应,是气候由热转凉的正常生理现象。

从消极方面讲,“秋乏”会使人体免疫力有所下降,有使人罹患伤风感冒及呼吸系统和消化系统疾病的可能性有所增加。

对待“秋乏”的正确的态度是,顺应由热转凉时期的生理适应性的交替过程。

首先要加强营养,让秋季的膳食去补偿“夏耗”。即增加蛋白质的摄入量;多吃些蔬菜水果,以补充维生素、矿物质、膳食纤维;多吃些防燥润肺的食物,如芝麻、核桃、蜂蜜等。

其次,充分注意劳逸结合,保证足够的睡眠时间,早睡早起,规律生活。早睡以顺应"阳气之收",早起以使肺气得到舒展。

最后,积极主动地进行体育锻炼,增加身体适应能力,让生理性休整在运动中顺利完成,并为迎接严冬的到来做准备。

# 9. 视力减退饮枸杞茶

【材料】枸杞 10 克,红茶 5 克。

【用法】枸杞用食盐炒至发胀,去盐,加入红茶,用沸水冲泡 5 分钟即可。每日 1 剂。

【功效】适用于阴虚、潮热盗汗,视力减退。

## 健康么么茶

### 并非人人都适合吃枸杞

枸杞常常被当做滋补调养和抗衰老的良药,它富含多种维生素及钙、磷、铁等矿物质,对人体必需的维生素及矿物质缺乏而引起的黄发、白发、面色无华、皮肤干燥等均有显著的改善效果。由于它还能促进头发黑色素的生成,对斑秃有很好的疗效。枸杞虽然具有很好的滋补和治疗作用,但也不是所有的人都适合服用。

枸杞温热身体的效果相当强,正在感冒发烧、身体有炎症、腹泻的人最好别吃。最适合吃枸杞的是体质虚弱、抵抗力差的人。而且,一定要长期坚持,每天吃一点,才能见效。健康的成年人每天吃 20 克左右的枸杞比较合适;如果想起到治疗的效果,每天最好吃 30 克左右。

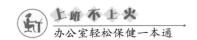

## 10.养心安神饮甘麦大枣茶

【材料】小麦30克,大枣10枚,甘草6克,绿茶6克。

【用法】将上述材料共煎取汁,代茶饮。

【功效】养心安神,适用于精神不安、烦躁、失眠盗汗。

### 健康么么茶

## 办公族减压健脑的饮食原则

（1）补充碳水化合物

富含淀粉等碳水化合物成分的食物,如米饭、面条、土豆、南瓜、红薯等主食类食物。碳水化合物能促进脑部分泌脑神经传导物质,让脑部运作顺畅,头脑清明,所以适量摄取碳水化合物,有帮助体内脑神经传导物质运转的作用。

（2）增加膳食纤维的摄入

压力过大容易造成腹部发生绞痛或是出现便秘,因此多吃些富含纤维素的蔬果、谷物,能帮助消化系统的运转。经常食用全麦谷类还可以促进分泌脑神经传导物质,提升身体反应灵敏度。

（3）多吃新鲜蔬菜

多摄取蔬菜,补充左旋色氨酸能帮助脑部产生血清素。另外,蔬菜中包括绿色蔬菜、黄色蔬菜,如西兰花、玉米、黄色甜椒、胡萝卜等,都含有多种矿物质、植物多酚、维生素,可以提升身体免疫力。

（4）补充维生素丰富的水果

水果是人体补充维生素最佳的食物来源,水果中B族维生素、维生素C等帮助人体调节神经系统的功能,经常食用有助于释放和舒缓压力。水果中富含的抗氧化物质植物多酚,可提升身体预防疾病的能力。

（5）适量吃些鱼类食物

建议经常食用沙丁鱼、鳟鱼、鲑鱼(三文鱼)等,因为这类鱼中含有丰富的Ω-3脂肪酸,可以强化心脏功能,并维持机体血管与血液循环的健康,同时还可以起到健脑的作用。

（6）适量补充坚果类食物

坚果类食物中富含多不饱和脂肪酸和蛋白质,它可及时为人体补充能量,且含多种矿物质尤其是微量矿物质,有利于维护大脑的健康。

# 11.女性经期腹痛饮芝麻盐茶

【材料】芝麻2克,食盐1克,茶叶3克。

【用法】混合后用水煎沸5分钟即成。每日1剂,分5～6次服饮。经前2～3天开始服。

【功效】通血脉,养脾气,厚肠胃,益肝肾。适用于经期下腹痛、腰痛。

## 健康么么茶

### 烧烤虽美味,食用需适度

烤肉是近年来流行的饮食之一,不少办公族们都喜欢在下班之后,三五好友相会,聚在一起,自己动手,一边聊天一边悠闲地边吃边烤,在享受诱人的烤肉香气的同时,烧烤食物带来的健康隐患也不得不防。

首先,肉类是动物蛋白的主要来源,然而在烧烤的过程中,肉类中的维生素等营养物质随着高温加热而大量流失。烤焦的肉类和油脂发生化学反应,产生的苯并芘附着在食物表面,进入人体后会诱发胃癌、肠癌。此外,肉类多在烤制前经过长时间腌制,会产生一种叫亚硝酸盐的物质,其进入人体内会产生致癌物质亚硝胺,烧烤食物中的亚硝酸盐含量大大高于一般食物。

其次,使用炭火烤制的食物也存在危害,木炭在燃烧时散发的烟气等致癌物质会黏附在食物表面上,从而进入人体。

再次,烧烤时间长,食物一直暴露在外,不停地刷油和加调料,高热量、辛辣刺激的食物对肠胃来说是极大的负担,还可能引起"上火",长痘痘等。

肉类在烤制过程中,会产生毒害细胞活力的生物活性分解物,对健康危害较大。烧烤食物脂肪含量高,也是高血压、高血脂等慢性病的重要诱因。

如果你是一个喜欢吃烧烤的人,那么一定要注意适量、有度,不要因美食而赔上健康。

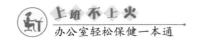
## 12.女性血虚头晕饮阿胶红茶

【材料】阿胶6克,红茶3克。

【用法】将阿胶和红茶放入杯中,用沸水冲泡,待阿胶完全溶化,趁温饮之。

【功效】补虚滋阴,振奋精神,适用于血虚头晕、面色萎黄的血虚体质。

---

**知识延伸阅读**

中医认为,补血养血是阿胶最主要的功效。现代药理研究表明,阿胶含有丰富的胶原物质,水解后可产生多种氨基酸,并含有钙、铁、镁等多种元素。在增强体质的同时,阿胶能促进钙的吸收和贮存。需要注意的是,阿胶性滋腻,容易引起消化不良等症状。脾胃功能不足的人在服用阿胶时最好配以调理脾胃的药,以促进阿胶的消化吸收。服用阿胶期间最好不要吃生冷食物、萝卜、饮浓茶等。

---

# 四、茶疗百病对症饮

茶在中医看来是万病之药,在古代更是不乏医者将茶与中药材搭配制成药茶的先例,直至今天,仍有不少茶方流传下来,下面将要介绍的是一些可对付小病的茶饮,相信你有了这些茶疗方在身边,不必再为自己的健康而过分担心了。

## 1.橄榄护喉茶

【材料】橄榄2枚,绿茶1克。

【用法】将橄榄连核切成两半,与绿茶同放入杯中,冲入开水,加盖闷5分钟后饮用。每日频饮。

【功效】适用于慢性咽炎,咽部异物感者。

**知识延伸阅读**

橄榄,因果实尚呈青绿色时即可供鲜食而得名。

中医认为,橄榄性味甘、酸、平,入脾、胃、肺经,有清热解毒、利咽化痰、生津止渴、除烦醒酒、化刺除鲠之功,冬春季节,每日嚼食2～3枚鲜橄榄,可防止上呼吸道感染。

健康么么茶

# 告别亚健康的好习惯

每天工作忙碌的办公族们难免受到亚健康的困扰,看似没病的身体始终会给自己找点小麻烦,不良的工作、生活习惯,社会和工作的压力让白领们经常处于紧张的状态,有些人甚至还出现了心理障碍。经常加班导致的生物钟改变,机体的内分泌功能紊乱,让不少人到了想睡觉的时候也难以入眠。到底怎样才能让自己告别亚健康呢,其实很简单,保持睡眠充足、作息规律就是方法之一。

(1)作息有规律

尽量争取晚上10点就洗漱上床,如果实在每天晚上要到两三点才能入眠,早上也千万不要赖在床上。每天早睡早起,只有这样坚持不懈,优质的睡眠才有可能回到我们身边。

(2)营造良好睡眠氛围

慎选睡床和枕头。专家指出,白领通常偏爱的弹簧床垫其实并不利于睡眠,要论对身体有益,还是木板床好。如果非要弹簧床,也不要选择太软的。此外,还要注意枕头的高度,科学的枕头高度应为6~9厘米。另外,卧室里也不要摆放嘀嗒作响的闹钟,适合卧室放的是电子钟。

(3)借助食疗法

某些天然的食物是治疗亚健康失眠的法宝。百合、莲子、大枣、藕粉、桑葚等天然食物都具有宁心安神的效果,平时可以多吃一些。

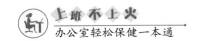

## 2.蜂蜜解秘茶

【材料】蜂蜜5毫升,茶叶3克。

【用法】将蜂蜜倒入杯中,放入茶叶,加入沸水冲泡5分钟即可饮用。每日3剂,分次服用。

【功效】和胃,通便。适合大便不畅、胃部不适者服饮。

### 健康么么茶

#### 办公族需要保持维生素E的供给

维生素E是很重要的血管扩张剂和抗凝血剂,可以促进毛细血管及小血管的增生,改善周围循环,具有减低红细胞脆性、防止溶血性贫血的作用,从而保护心血管的健康,有效预防罹患肥胖等"三高"症。

维生素E强大的抗氧化性可以保护其他易被氧化的物质,同时保护细胞免受自由基的伤害,延缓人体细胞因氧化而造成的老化,保持肌肤的弹性,将青春留住。

嗜好烟酒的办公族们通过摄取充足的维生素E还可以保护肝脏,维生素E对多种急性肝损伤具有良好的保护作用,对慢性肝纤维化有显著的延缓作用。维生素E不足会影响肝脏的解毒能力,导致肝脏排毒出现障碍。

和维生素C一样,维生素E具有提高人体免疫力的功效,体内缺乏维生素E会导致免疫力降低。维生素E能有效地预防感冒,预防上呼吸道感染疾病。

# 3. 菊花降火茶

【材料】菊花2克,茶叶2克。

【用法】将菊花和茶叶放入杯中,加200毫升沸水冲泡3分钟后饮用,每日饭后饮用。

【功效】清热解毒,清肝明目,能降脂抗衰老。

## 健康么么茶

### 女性补钙别超过35岁

科学研究证实,女性28岁以后,骨钙每年以0.1%～0.5%的速度减少。到60岁时竟会有50%的骨钙减少,此时就易出现骨质疏松症。目前除了应用一些激素可减缓钙质的减少外,还没有其他更好的办法来防止骨钙减少。骨的密度是指矿物质的含量,其中最主要的元素是钙。骨的密度有高有低,因人而异。骨密度高的人,钙虽同样减少,却因基础好,便可推迟骨质疏松症的发生。研究证明,只有在30岁左右一段时期内补钙,才能使矿物质在骨中含量达到最高值。过了35岁,人整个机体生理功能开始走下坡路。

如果在35岁以前甚至在青春发育期就注意补钙,才是补钙最佳时期。根据营养学家要求,每人每天应摄入800毫克的钙。平时在饮食中必须注意增加含钙量高的食品或钙制剂。含钙量高的食物有奶类、豆类、干果、绿叶蔬菜、动物骨骼等。奶及奶制品含钙最高,而且人体吸收利用率也高。250克牛奶中钙含量可达300毫克,每日饮用250毫升鲜牛奶是补钙的理想办法。每日补充1克钙片或钙制剂,如葡萄糖酸钙,也可以满足身体需要。此外还应强调,女性对于钙的需要量略高于男性,应达到每天1000毫克,妊娠期妇女每天需要摄入1500毫克的钙。

# 4. 山楂消斑茶

【材料】山楂、当归各10克,白藓皮、白蒺藜各5克。

【用法】将上述材料放入茶杯中,冲入沸水,密封浸泡20分钟后代茶饮。每日1剂。

【功效】可疏肝健脾,消斑化瘀。适用于雀斑、黄褐斑等色素沉着性皮肤病。

## 知识延伸阅读

当归性温,味甘、辛,归肝、心、脾经。可补血活血,调经止痛,润肠通便。热盛出血患者禁服,湿盛中满及大便溏泄者慎服。月经过多、有出血倾向、阴虚内热、大便溏泄者均不宜服用。

白蒺藜味苦、辛,性平,入肝经。平肝解郁,祛风明目。用于肝阳眩晕头痛、肝郁胁痛、风热头痛、目赤肿痛、皮肤瘙痒等症。需要注意的是,血虚气弱及孕妇应慎服。

白藓皮味苦,性寒,入脾、胃、膀胱、小肠经。有清热解毒,祛风胜湿之功效。

## 健康么么茶

### 头发保养需重细节

头部按摩可促进头皮血液循环。按摩还能使头发柔软,提高新陈代谢,促进头发的发育。按摩前,在头发根部上搽发油,更能提高效果。

梳头时,宜用牛角或木制的梳子,每天早晚各梳发百次,能刺激头皮,有助于防止秃头和头皮屑的发生。

梳发的方向如果保持不变,头发缝儿分开的地方,由于常常被阳光照射的关系,将会呈现特别的干燥或发量减少。如果分开的地方开始发量减少,应该在涂抹发乳或头油后,加以按摩,使已经干燥的头皮得到滋润。有时不妨将分开的方向改变,不但能够享受改变发型的乐趣,且能够避免分开处干燥。

此外,注意洗头次数不要太勤,每周 2～3 次就可以了。

尽量少烫头,少染发,以减少对头发的伤害。经常轻轻地按摩头皮,可促进头部的血液循环,改善皮脂的分泌。

# 5. 佛手止痛茶

【材料】玫瑰花 2 克,佛手 3 克,花茶 3 克。

【用法】将玫瑰花、佛手、花茶放入杯中,用开水冲泡饮用即可。

【功效】理气解郁,和胃止痛。适用于胃痛时饮用,缓解疼痛。

## 健康么么茶

### 快餐族要营养不妨学混搭

虽然每个人都有自己的饮食习惯,但不合理的习惯却会导致营养缺乏。特别是生活在高压力、快节奏下的白领们,吃饭时间很短,常常吃快餐来解决,这也为他们赢得了"快餐族"的称号。要知道,这违反了健康饮食的原则。怎样吃才既健康又营养呢?

(1)保证蛋白质摄入

吃快餐一周最好别超过两次。工作餐要注意营养搭配,多吃蛋白质含量高的肉类、鱼类、禽蛋、大豆制品等食物,这些食物。这些食物中含有丰富的优质蛋白质,而且脂肪含量也少,可以在提供身体所需能量的同时,增加蛋白质的摄入量。

(2)不忘补充维生素和矿物质

如果你经常用快餐代替午餐,难免营养失衡,考虑到饮食结构的不合理,有必要每日服用 1 粒含多种矿物质和维生素的复合型营养补充剂。另外,不妨用清淡的套餐取代单一菜品,饭后也要多吃橘子等富含维生

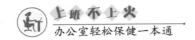
素 C 的水果。

（3）每天吃一点坚果

白领们喜欢在包里或办公桌里常备着一些能吃的小零食。虽然常吃零食会影响到正常三餐，但如果每天吃一点坚果，那对身体则有积极的影响。可以选择核桃、榛子和杏仁，每天 10～15 粒左右就好。

# 五、有效的瘦身茶饮

不喜欢运动的你想要自己瘦该怎么办？在调整自己的三餐之后，给自己泡上杯 DIY 的减肥茶也不失为一个好办法。想要食材发挥减肥效果还可以拿来喝。试试下面这些茶饮，你就不必再为最近又吃了什么容易发胖的食物而担心了，因为有效的瘦身茶饮就在你的手边。

## 1. 薏仁茶

【材料】炒薏仁 10 克，新鲜荷叶 5 克，山楂 5 克。

【用法】将上述材料放入杯中，注入热水冲泡饮用即可。

【功效】清热，利湿，防治水肿。

### 健康么么茶

**身体疲劳时饮食宜清淡**

身体出现疲劳时，饮食上应该以清淡为主，避免吃辛辣刺激的食物。身体如长期和过重地超负荷运行，就会降低或破坏生理功能，引发各种疾病。疲劳是一种自我感觉，也是亚健康人群的主要标志和典型的表现。营养专家认为，含蛋白质、脂肪、维生素的食物，如豆腐、牛奶、鱼、肉类等可缓解疲劳。水果、蔬菜和适量饮水亦有助于消除疲劳。

身体疲劳时,应吃些易消化的食品。优质蛋白质可吃鸡蛋、豆腐、鱼等。多吃水果,可作维生素的来源,又可调节胃口。蔬菜也是理想食品。在机体疲惫困怠、食欲显著减退情况下,主食可改吃面条,麦片粥之类食品。

## 2. 大麦茶

【材料】炒麦芽 15 克,山楂 9 克,冰糖适量。

【用法】将上述材料放入杯子中,注入沸水冲泡,加适量冰糖调匀即可饮用。

【功效】开胃健脾,和中下气,消食除胀。适合由于体内排气不畅造成腹胀者饮用。

### 健康么么茶

### 春季嗓子干喝大麦茶

大麦茶是韩国人的日常饮品,每到春天换季的时候,很多人都会觉得嗓子又干又哑,这时便是大麦茶最流行的时候。

大麦茶有很好的解热消渴作用,一天喝几杯凉凉的大麦茶,有助缓解这些症状。尤其适合老师、推销员这一类需要"费口舌"的人群,可以随身带一些大麦茶包,随时饮用。饭前饭后也可以喝,能消除因进食辛辣食物而产生的口干舌燥之感。

此外,大麦茶还有消食导滞的作用,可促进肠蠕动,所以韩国人吃完烤肉后,一般都会喝杯暖暖的大麦茶,这种茶在韩国烤肉店里是免费提供的。

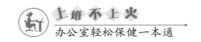

## 3. 柠檬茶

【材料】柠檬 1 个。

【用法】将柠檬煮熟去皮,晒干,放入容器中,加适量食盐腌制。每次取适量柠檬,放入杯中,加适量沸水冲泡,加盖闷 15 分钟,代茶饮。

【功效】防暑生津,和胃止泻。适用于食滞呃逆、腹泻呕吐,可作为夏季消暑保健的饮品。

### 🍵 健康么么茶

#### 夏时炎热宜吃粗茶淡饭

夏季是调节人体食欲、减少多余脂肪的季节,因此,在饮食上,也应该以清淡饮食为主,健康地度过胃肠道疾病容易多发的这个漫长夏季。所谓清淡饮食,就是平常说的"粗茶淡饭"。主食要以五谷杂粮为主,副食以豆类、蔬菜、水果为主。饮食清淡并不代表完全素食。缺少人体必需的蛋白质会造成营养不良,蛋、奶、鱼虾等低脂肪优质蛋白仍然需要适量补充。

## 4. 山楂茶

【材料】山楂片 30 克,茶叶 3 克。

【用法】将上述材料放入杯中,用沸水冲泡后,反复冲泡续饮即可。

【功效】山楂茶是大众化健康饮品,以山楂为主药,利用山楂特有功效,如消食化积、降血压、降血脂,抗心律不齐、强心、增加冠状动脉流量等。饮后可以消食积,行结气,减肥。

健康么么茶

## 夏季吃感光食物易晒黑

众所周知,有些食物可以从内在起到防晒的作用,或是帮助巩固防晒效果,但并不是所有的食物都能帮你防晒。

事实上,有些食物可能还会"帮倒忙"。此类食物都有一个共性,就是感光性较强,被称为感光食物。

感光类食物容易使皮肤变黑,因为它们富含铜、铁、锌等金属元素,这些金属元素可直接或间接地增加与黑色素生成有关的酪氨、酪氨酸酶、多巴胺醌等物质的数量与活性,多吃这类食物会令肌肤更容易受到紫外线侵害而变黑或长斑,所以摄取要适量。如红薯、土豆、菠菜、韭菜、芹菜、香菜、白萝卜、豆类等,这些蔬菜让爱长斑的皮肤更容易长出色斑。一般而言,含有挥发辛辣气味和特殊气味的蔬菜大部分属于感光蔬菜。

# 六、夏季必备解暑茶

夏季,炎热的热浪来袭的时候,我们经常会想到喝一瓶冰凉的饮料来解渴,其实,除了吃西瓜、喝绿豆汤之外,喝茶也是解暑、清热的上好饮料。

茶被视为是世界三大饮品之一,尤其是绿茶更被认为是夏季必不可少的降温之选。下面就介绍几种绿茶饮品,同样能帮你清凉度夏。

## 1. 防暑凉茶

【材料】茶叶、山楂、金银花、陈皮、黄芩、桔梗、元参、花粉各9克,砂糖100克,绿茶10克。

【用法】上述材料加沸水500毫升,泡半小时即可饮用。

【功效】能防暑解热,对中暑先兆症状如头昏、倦怠、食欲缺乏等也有治疗作用。

🌿 健康么么茶

## 温饮淡茶最养生

喝茶养生用温淡茶为最佳选择。据科学测定,茶叶含有蛋白质、脂肪、多种维生素,还有茶多酚、咖啡碱、脂多糖等近300种成分,能调节生理功能,发挥多方面的保健和药理作用。

浓茶中含有大量的咖啡因,会令人心跳加速,易发生胸闷、心悸等不适情况,会使人兴奋过度。因此,老年人及心脏不好的人群都不适合饮浓茶。老年人常会服用很多慢性病药物,浓茶的解药性却会使药效受到影响。老年人喝淡茶对身体则有诸多好处:稀释血液,降低血液黏稠度,增加血液流速,防止血栓形成。另外,淡茶不仅能降血脂,还有解毒和抗衰老的作用。

喝茶不能太凉及太烫,只宜温饮。太凉会导致脾胃虚寒的人群产生腹泻,太烫会刺激胃肠,诱发各类疾病。此外,喝茶掌握的温度可因季节与地域的不同而有所差异,南方较北方可稍凉些,夏季较冬季也可凉些。

## 2. 青蒿薄荷茶

【材料】青蒿、藿香各30克,薄荷10克,盐适量。

【用法】将上述材料放入水杯中以沸水冲泡,即可饮用。

【功效】可祛暑解毒、散风热、清肝明目、开胃止呕,尤其适用于喉干咽痛者饮用。

🌿 健康么么茶

## 女性延缓衰老的黑色佳果

桑葚含有多种氨基酸、维生素、有机酸、胡萝卜素等营养物质,矿物质的含量也比其他水果高出许多,主要含有钾、钙、镁、铁、锰、铜、锌等。现代医学证明,桑葚具有增强免疫力、促进造血红细胞生长、防止人体动脉及骨骼关节硬化、促进新陈代谢等功能。桑葚味道酸甜、多汁,但是性微寒,因此女性月经期要少吃,以防寒气过大,引起腹痛。

中医认为,桑葚味甘酸,性微寒,具有补血滋阴、生津止渴、润肠燥等功效,主治阴血不足而致的头晕目眩、耳鸣心悸、烦躁失眠、腰膝酸软、须发早白、消渴口干、大便干结等症。

## 3. 决明子凉茶

【材料】决明子15克(炒黄),桑叶、菊花各10克。

【用法】将上述材料用水煎取汁,放凉代茶饮。

【功效】具有祛风散热、清肝明目、降脂通便之功效。

### 健康么么茶

### 秋季吃藕解秋燥热

从立秋开始,空气就越来越干燥,还特别容易感到烦躁不安。此时,可多食一些清心润燥的食物来缓解秋燥,如梨、甘蔗、银耳、菊花、兔肉及鸭肉,特别推荐食用藕。吃藕可开胃清热、润燥止渴、清心安神,它富含铁、钙等矿物质,以及蛋白质、维生素、淀粉,有明显益血益气的功效,也可增强人体免疫力。

藕的食用方法"生熟两相宜"。作为水果生吃,味道甘甜、清凉入肺;和糯米、蜂蜜一起蒸,粉红透明,软糯清润,是秋令美味小菜。和排骨炖汤,健脾开胃、营养丰富,适合脾胃虚弱的人滋补养生。

想滋补可以吃桂花糯米藕,将藕孔里填入糯米,煮熟后切成片,撒上一层白糖和桂花即成。还可以做莲藕豆沙,将藕擦成泥状,和入糯米粉,包入豆沙馅,放入油锅中炸熟即成。

# 第五章 花草入茶轻松保健

绿茶天然清醇，红茶高贵典雅，花茶清香委婉，总之，我们的生活是离不开茶，若能在解渴除燥之余，将不同的花茶通过合理搭配，巧妙运用，可以起到很好的美容养颜作用。

花茶是集茶味之美、鲜花之香于一体的茶中珍品。花茶的妙用可不止一种，无论是提神醒脑，又或是美体瘦身，甚至是保健养生，清新的花茶都能做得到。

茶引花香，花增茶味。花茶不仅令人心旷神怡，同时兼具药草的保健功效，利用巧妙的搭配，可以滋补养生，改善体质，提高身体免疫力。

# 一、百合——清火安神

百合,性微寒平,有良好的止咳作用,并可以增加肺脏内血液的灌流量,改善肺部功能。除具有极高的药用价值和食用价值外,是炎炎夏日的首选清凉饮品。《滇南本草》记载百合花可"止咳利小便,安心宁心,定心志"。

## 1.百合花茶

【材料】百合2克,绿茶2克。

【用法】将百合、绿茶放入杯中,用沸水冲泡即可,日常饮用。

【功效】润肺,止咳,平喘,养心安神。

### 健康么么茶

### 女性宜根据个人肤质选饮食

干性皮肤的人皮肤红白细嫩,发干,易起皱、破损,对理化因子较敏感,容易过敏。从人的体质上看,油性皮肤多为"体内湿重";相反,干性皮肤者体内水分异常少,为"燥"。从现代医学观点看,油性皮肤者,皮脂腺分泌较旺盛,体内雄性激素分泌较多,皮肤毛细血管扩张;干性皮肤者,皮肤内水分不足,新陈代谢缓慢,皮脂腺功能减退,皮肤表面干燥。因此,不同的饮食调养能够对皮肤造成影响,在不影响营养平衡的情况下,不同类型的皮肤可针对性地选合适的食品。

油性皮肤饮食宜选用凉性、平性食物,如冬瓜、丝瓜、白萝卜、胡萝卜、竹笋、大白菜、小白菜、卷心菜、莲藕、黄花菜、荸荠、西瓜、柚子、椰子、银鱼、鸡肉、兔肉等。少吃辛辣、温热及油脂多的食品,如奶油、奶酪、肥猪肉、羊肉、狗肉、花生、桂圆肉、荔枝、核桃仁、巧克力、可可、咖喱粉等。宜选用祛湿清热类中药,如白茯苓、泽泻、珍珠、白菊花、薏苡仁等。

中、干性皮肤宜多食豆类(如黑豆、黄豆、赤小豆)、蔬菜、水果、海藻类等食品。少吃禽畜类、鱼贝类等食品,如狗肉、鱼、虾、蟹等。宜选用活血及补阴类中药,如桃花、桃仁、当归、莲花、玫瑰花、红花、枸杞子、玉竹、百合、桑寄生、桑葚等。

## 2. 解郁百合茶

【材料】茯苓15克,莲子30克,百合15克,酸枣仁9克,柏子仁6克,蜂蜜适量。

【用法】将茯苓、莲子、百合、酸枣仁、柏子仁加适量水,以小火煮30分钟,放凉后加蜂蜜调味即可。下午或睡前2小时饮用。

【功效】镇静,安神,治疗心烦、心悸。还可改善因体力透支、太过劳累及烦恼过度而引起的失眠、心烦、睡眠不佳、皮肤干燥等症状。

### 健康么么茶

#### 夏季一时贪凉伤健康

夏季天气太热的时候,人们总希望自己能迅速凉快下来,于是,有人便会有因口渴狂灌冰水,大汗淋漓下冲凉水澡这样的极端行为。健康专家提醒,这些方法看似痛快,却会让身体吃不消。

不少人因感觉室外太热,气温高,一进屋就打开电扇,站在前面直吹,或是把空调开到很低的温度。其实,这样的做法对健康伤害很大。人体在室外、阳光下吸收大量的热量后,为了排热,肌肤所有毛孔都处于"张开"状态,不管是电扇直吹,还是空调设置低温,都会使全身毛孔快速闭合,导致体内多余的热量不能排出,易引起热伤风、高热。同时,因为脑部血管迅速收缩,引起大脑供血不足,还可能出现眩晕、休克等各种病症。应该保证室内外温差不超过 5 摄氏度为宜,天气很热时,空调也不宜调到 24 摄氏度以下。

有些人为图一时凉快,进家直奔浴室,冲个凉水澡。大汗时冲凉水澡更不科学。回家后可用热毛巾擦脸、擦身,促使皮肤水分蒸发,协助人体降温。也可洗个温水澡,让毛孔开放、毛细血管保持扩张,这样不但有利于机体排热,洗完还会有惬意的凉爽感。

# 3. 百合蜂蜜茶

【材料】干百合 2 朵,蜂蜜 10 毫升。

【用法】将百合以沸水冲泡 10 分钟,饮用时加入蜂蜜即可。

【功效】排毒,美容养颜,也可以润肺止咳,宁心安神,还能减轻胃痛。

## 🌱 健康么么茶

### 勤洗手减少健康隐患

俗话说"病从口入",双手被认为是疾病的"帮手",病毒、细菌都可能通过手来传播。

有研究发现,一双未洗的手,其皮肤、指甲沟与指甲盖边缘,可能藏有几十万乃至几百万个细菌,这些细菌的种类非常多,几乎所有能引起肠道传染病的细菌,在手上都能发现。另外,各种食物中毒、传染性肝炎、伤寒、霍乱等也能经手传染。

因此,勤洗手、用正确的方法洗手对于预防疾病十分重要,可以预防 80% 的疾病,降低 50% 以上的腹泻,以及 1/3 的呼吸道疾病,还对预防血液系统疾病、消化道疾病、皮肤病等都有重要作用。

洗手除了要勤,方法是否正确也很关键。洗手时,首先用水将双手浸湿,擦上肥皂或洗手液,最少用20秒时间揉擦手掌、手背、指隙、指背、拇指、指尖及手腕,揉擦时切勿冲水,之后再用清水将双手彻底冲洗干净。用干净毛巾或纸巾彻底抹干双手,或用干手机将双手吹干。双手洗干净后,不要再直接触摸水龙头。

此外,还要特别注意不经意间做的小动作,比如打喷嚏时,别用手去捂嘴,用纸巾、手帕代替;别用脏手抠脸上的痘痘、嘴唇及其他伤口;如厕前后,接触扶手、门柄、电梯按钮和公共电话等公共设施后,以及从外面回家之后都要及时洗手,如果在外面不方便洗手,包里最好放一些湿巾。

# 4.百合枸杞茶

【材料】干百合3朵,枸杞6克。

【用法】将百合、枸杞放入杯中以沸水冲泡10分钟,饮用即可。

【功效】生津滋阴。

**知识延伸阅读**

阴虚或者阳盛的人大多容易在冬季出现口干的症状,因此,经常吃些滋阴的食物会有好处。冬季适合吃枸杞,因其归肝肾经,可滋肝肾阴、益精生津,从而固肾摄津,不让水分过分地丢失。患有高血压、性情太过急躁的人要少用枸杞。

## 健康么么茶

炎炎夏季,不少人感到烦躁、疲乏无力、食欲减退,甚至出现头晕、胸闷、恶心等不适症状。

摆脱"苦夏"的最好方式是自我调理和自我保健,下面介绍三招,让你轻松告别"苦夏"。

（1）常听音乐、散步,宁心神戒躁怒

要保持一种恬静的心理,不要过于激动,更不宜发怒,如有烦躁、情绪不佳时可通过,散步、听舒畅的音乐等方式来缓解不良的情绪。

（2）多喝凉白开、膳食多样化

夏季气温高,人体消化液分泌减少,胃酸降低,食欲受到抑制,饮食营养的调理和水分的补充至关重要,不渴时也要主动喝点水。同时还要注意膳食的多样化。此外,在吃凉拌菜时可加一些蒜泥、姜末、醋等调味品,即可增加食欲,又能预防肠道传染疾病,但不过吃过量。

（3）注意休息,保证睡眠质量

起居方面,别总熬夜,适当午睡有利于保证良好的睡眠质量,对解除"苦夏"很重要。

# 二、菊花——清热解毒,清肝明目

菊花茶是人们喜爱的清凉饮料之一。现今驰名中外的杭白菊,有黄白两种,用来泡水饮或入茶,气味芳香,可消暑、生津、祛风、润喉、养目、解酒。

白菊花具有平肝潜阳、疏风清热、凉血明目的功效,而且白菊花清香味甘,泡茶喝可增进茶汤香味,适口性好。

## 1.菊花茶

【材料】干菊花5朵。

【用法】将干菊花放入茶壶中,用热水冲泡,3～5分钟后即可饮用。

【功效】清暑退热,解毒,消脂肪,降血压。

🍵 健康么么茶

## 用塑料杯喝水需谨慎

当我们在选购水杯的时候，各种各样的杯子就会进入我们的视线，尤其是那些颜色鲜艳、造型独特的杯子更是引人注目，挑来挑去就挑花了眼。

市场上经常出现的五颜六色的塑料杯子甚是讨人喜欢，实际上在那些鲜艳的颜料里却可能藏着巨大的隐患，当杯子盛入开水或者酸、碱性偏高的饮料时，这些颜料中的铅等有毒重金属元素就容易溶解在液体中，人们饮了含铅量高的液体，就会对人体造成危害。而塑料中常添加有增塑剂，其中含有一些有毒的化学物质，用塑料杯装热水或开水的时候，有毒的化学物质很容易稀释到水中，并且塑料的内部微观构造有很多缝隙，其中隐藏着污物。所以，专家提醒，如需选购塑料杯，一定要选择符合国家标准的食用级塑料所制的水杯。

## 2. 山楂菊花茶

【材料】干菊花 5 朵，山楂 5 颗。

【用法】将干菊花、山楂放入茶壶中，用沸水冲泡，3 ~ 5 分钟后即可饮用。

【功效】清热解暑，降低血脂。

🍵 健康么么茶

## 饮酒后需要的九种饮食

职场人士应酬必不可少，很多男性更是要经常出席酒会，推杯换盏之间，饮酒量自然不少。有些人在酒后会出现不适症状。下面我们就为这些需要经常饮酒的朋友介绍几种适合于酒后食用的食物。

·蜂蜜：蜂蜜中含有一种特殊的成分，可以促进酒精的分解吸收，减轻头痛症状，尤其是红酒引起的头痛。

·番茄汁：番茄汁富含特殊果糖，能促进酒精分解。一次饮用番茄汁300毫升以上，能使酒后头晕感逐渐消失。

·葡萄：葡萄中含有丰富的酒石酸，能与酒中的乙醇相互作用形成酯类物质，达到解酒目的。如果在饮酒前吃，还能预防醉酒。

·西瓜：西瓜可以清热去火，能使酒精快速随尿液排出。

·柚子：实验发现，用柚肉蘸白糖吃，对消除酒后口腔中的酒气有很好的效果。

·芹菜：芹菜中含有丰富的B族维生素，能促进酒精代谢。

·酸奶：酸奶能保护胃黏膜、延缓酒精吸收，而且钙含量丰富，对缓解酒后烦躁特别有效。

·橄榄：橄榄自古以来就是醒酒、清胃热、促食欲的"良药"，既可直接食用，也可加冰糖炖服。

# 3. 菊花普洱茶

【材料】普洱茶适量，菊花数朵。

【用法】将普洱茶饼轻轻掰开，和菊花一起放入茶壶中；在茶壶中倒入少许开水温壶洗茶，再用洗茶水烫杯消毒。再倒入开水，冲泡五分钟，即可饮用。

【功效】菊花清热解毒，普洱茶性温和，两者同时饮用，功效倍增。具有散风热、平肝明目的作用，适于风热感冒、头昏目眩、目赤肿痛、心胸烦热等症。

**知识延伸阅读**

普洱茶属于黑茶，因产地旧属云南普洱府而得名。其以普洱茶区的云南大叶种晒青毛茶为原料，经过后发酵加工成的散茶和紧压茶。外形色泽褐红，汤色红浓明亮，香气独特陈香，滋味醇厚回甘，叶底褐红。有生茶和熟茶之分,生茶自然发酵,熟茶人工催熟。

普洱茶具有暖胃、减肥、降脂、消食、去腻、利水、通便、祛痰、祛风解表、止咳生津、益气、延年益寿等多种功效。普洱茶是所有茶叶中含茶多酚最多的一种茶叶,茶多酚具有养颜、增加皮肤抗氧化水平,是皮肤的有效保护剂。茶多酚因含大量亲水性基团,因此很容易吸收空气中的水分,保持皮肤的水分含量。茶多酚还能使皮肤增白,消除皮肤色斑。

## 4. 菊花龙井茶

【材料】菊花 10 克,龙井茶 3 克。

【用法】将上述材料放入杯中,用沸水冲泡 5 分钟即可饮用。每日 1 剂。

【功效】疏风,清热,明目。适用于肝火盛所引起的赤眼病、畏明怕光等。

## 5. 茼菊茶

【材料】鲜茼蒿 100 克,菊花数朵。

【用法】将上述材料放入茶壶中,加适量沸水冲泡,随意饮用。

【功效】祛风化痰,减肥。

### 健康么么茶

#### 别用牛奶代替早餐

早餐时间,胃肠经过一夜的排空,已经做好了迅速消化吸收食物的准备。牛奶在这时单独进入胃中,由于是液体,在胃中停留时间较短,蛋白质未能得到较好的消化就进入小肠,使小肠的消化负担加重。

如果早餐只喝一杯牛奶,身体在缺少能量的条件下只能分解牛奶中的蛋白质,顶替本应由碳水化合物和脂肪提供的能量,但却无异于杯水车薪,很快就会被消耗掉了。从这个过程中可以看出,在早餐时间的空腹状态下饮牛奶,牛奶中珍贵的营养成分会被全部浪费掉。

此外,仅从热量的角度上来讲,牛奶代替早餐也不适合。早餐为人体提供的热量应该至少达到全天总热量的1/4,而250毫升牛奶所能提供的热量,不足以支撑上午的学习或工作。

如果你能把牛奶作为早餐的内容之一,并且在先进食50克左右主食的情况下再喝牛奶,或者在喝牛奶的同时吃些饼干或面包,让进入胃中的食物不是只有牛奶自己,那么就能延长牛奶在胃中的停留时间,使它得到比较好的消化吸收。

# 三、玫瑰花——调理血气,美容养颜

玫瑰花为落叶灌木,茎密生锐刺,羽状复叶,小叶5～9片,夏季开花,花单生,有浓郁芳香,花及根可入药,味甘、微苦,气香性温,具有美容养颜、通经活络、理气解郁、活血化瘀之功效。《食物本草》谓其"主利肺脾、益肝胆,食之芳香甘美,令人神爽"。长期服用,美容效果甚佳,能有效地清除自由基,消除色素沉着,令人焕发青春活力。但孕妇要避免饮用玫瑰花茶。

## 1. 玫瑰花茶

【材料】玫瑰花5克,茶叶3克。

【用法】将玫瑰花和茶叶放入茶杯中,加入适量温开水冲泡3～5分钟后即可饮用。

【功效】活血散瘀,治肝胃气痛。

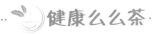

### 办公族自带午餐有讲究

对于不少上班族来说,午餐是个很重要又令人头疼的问题。午餐时间不够充裕,公司周边快餐品种又不够多样,再加上一些快餐高油高盐不利于健康,一到吃饭时间就犯愁。不少人选择自带午餐上班,有营养专家提醒,有些食物并不适合作为自带午餐的选择。

(1)豆类及其制品

如豆芽、豆腐、腐竹、豆皮等豆制品,虽然此类食物的蛋白质含量很高,但却非常容易变质,温度稍高,就变馊了。尤其在炎热的夏季,最好不要带豆类菜肴做盒饭。

(2)绿色蔬菜

有些绿叶蔬菜,如青菜、菠菜、韭菜等也不适合,这些叶类蔬菜如果放置时间过长,或再次经微波炉加热,其中的硝酸盐会转化为“亚硝酸盐”,长期食用有害健康。

(3)水产品

鱼类和海鲜类食物也同样不适合隔餐吃,因为放置时间长后易产生蛋白质降解物,容易对肝肾功能造成伤害。

## 2. 大枣玫瑰饮

【材料】玫瑰花3朵,大枣数枚。

【用法】玫瑰花、大枣依次放入茶杯中,加沸水冲泡3分钟,饮之即可。

【功效】补血,养颜。

### 女性每天保持好心情不易衰老

每天保持好心情,是女性不容易被衰老袭击的关键。心理学家认为,乐观积极的心态更益于身体健康。乐观主义者看待事物积极向上,因此总能保持充满活力的精神和平和舒畅的心情,自然可以将有碍身体健康的心理因素都完全抛开。

女性心思细腻,内心敏感而脆弱,心理免疫能力要比男性低很多,更容易患上一些心理疾病。所以女性更要学会调节自己的情绪,知足常乐,提醒自己每天保持好心情,让内心处于一种宁静祥和的平衡状态,方能拥有健康的身体和心灵。

常发怒的女性容颜衰老得很快。我们可以发现,人在暴怒的时候总会脸红脖子粗,血管急剧扩张,中枢神经对血管的调节功能失调,致头部、颈部大量充血,在怒火经常性地刺激下,面部肤色将会变得暗淡无光,细胞角质老化和肌肉松弛速度加快,容易出现皱纹。所以脾气暴躁的女性更容易衰老。

# 3. 玫瑰蜂蜜茶

【材料】玫瑰花3朵,蜂蜜适量。

【用法】玫瑰花放入杯中,加入200毫升沸水,冲泡约3分钟,趁茶水尚温时调入适量蜂蜜,饮之即可。

【功效】润肤,养颜。

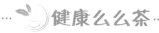

### 五杯果汁告别皮肤问题

快节奏的生活,办公室一族们的压力是越来越大,熬夜、加班成了家常便饭。长此以往,难免带来肌肤粗糙、脸部细纹及令人厌烦的黑眼圈,困扰着办公室女性们。要怎样去除这些烦人的肌肤问题呢?说起来很简单,只要经常喝下面五种新鲜果汁,就能轻松告别黑眼圈和肌肤细纹。

·苹果汁:只需要将适量的苹果、胡萝卜切成小块,搭配点芹菜,再放入焯过水的菠菜,一起榨汁,用少量的牛奶、蜂蜜调匀,加入冰块,用果汁机打碎,制作成新鲜的果蔬汁,能使皮肤美白。

·香蕉汁:将香蕉、木瓜和适量酸奶放在一起搅拌、打碎,这杯营养丰富的饮料是为你补充身体能量、焕发肌肤光彩的不错选择。

·猕猴桃汁:用2个猕猴桃搭配4个橙子和1个柠檬所组成的新鲜果汁中的维生素C可以美容。

·柚子汁:将柚子剥皮后取果肉,和洗净去皮的葡萄一起榨汁,再调入蜂蜜,酸酸甜甜的感觉别有滋味,丰富的维生素是改善肌肤细纹所必需的营养。

·黄瓜汁:新鲜黄瓜、适量豆浆,放入3片薄荷叶,一同打碎搅拌后制成,不仅清凉爽口,更是改善肌肤的佳品。

## 4. 玫瑰红茶

【材料】红茶3克,玫瑰花3朵,方糖1块,柠檬1片。

【用法】红茶用沸水冲泡3分钟,取茶汁,加入玫瑰花,方糖,柠檬,夏天可加冰块。常服。

【功效】美容养颜,润肤。

### 健康么么茶

### 营养缺乏时身体发出的信号

众所周知,营养素是维系人体健康的重要物质,如果人体中缺乏某种营养素,相应的也会在身体上出现某些细节变化。这些细节变化就像是一盏盏"信号灯",准确读懂他们,及时补充相应的营养,健康才会常伴身边。

**信号1:头发干燥、变细、易断、脱发,可能缺乏蛋白质、脂肪酸**

营养对策:每日尽量保证150克肉类食物、1个鸡蛋、250毫升牛奶的食物摄入量,补充蛋白质和脂肪酸。

**信号 2：夜晚视力降低,可能缺乏维生素 A**

营养对策：增加胡萝卜和猪肝等食物的摄入量。两者都富含丰富的维生素 A。应注意的是,维生素 A 是溶解于油脂而不溶解于水的物质,因此用植物油烹炒胡萝卜的吸收率更高。

**信号 3：舌炎、舌裂、舌水肿,可能缺乏 B 族维生素**

营养对策：长期进食精细米面和吃素食,很容易造成 B 族维生素的缺乏。为此,饮食应粗细搭配、荤素搭配。

**信号 4：嘴角干裂,可能缺乏维生素 $B_2$**

营养对策：维生素 $B_2$ 在动物肝脏、鸡蛋黄中含量较为丰富。也可以每周吃 1 次猪肝(150 克左右),每日至少应喝 250 毫升牛奶,吃 1 个鸡蛋。

**信号 5：牙龈出血,可能缺乏维生素 C**

营养对策：维生素 C 主要来源于新鲜的蔬菜和水果中,如辣椒、菠菜、番茄、橘子、橙子等,应多吃新鲜蔬菜和水果。其中,蔬菜以凉拌为好。

**信号 6：味觉减退,可能缺乏锌**

营养对策：适量多吃些海产品,贝壳类食物含锌丰富,如牡蛎、扇贝等。另外,每日确保 1 个鸡蛋、150 克的肉类和 50 克豆类的摄取量也是补锌的好办法。

# 5. 薄荷玫瑰茶

【材料】玫瑰花苞 4～5 朵,薄荷叶 2～3 片。

【用法】先将玫瑰花苞放入杯中,冲入热水,再放入薄荷叶,饮用时可根据个人口味加蜂蜜调匀。

【功效】玫瑰花具有活血化瘀、舒缓情绪的作用,薄荷可驱除疲劳,清凉提神,促进新陈代谢。

### 健康么么茶

#### 玫瑰花粥

【原料】玫瑰花 4 克,银花 10 克,红茶、甘草各 6 克,粳米 100 克,白糖适量。

【制作】先将上药煎汁去渣,加入洗净的粳米,同煮成稀粥。调入白糖即可。

【用法】供早晚餐食,温热食。

【疗效】清热解毒,行气止痛,固肠止泻。适用于急、慢性肠炎,下痢,泄泻。

## 四、金银花——疏热散邪,消暑除烦

金银花又名忍冬,为忍冬科多年生半常绿缠绕木质藤本植物。"金银花"一名出自《本草纲目》,由于忍冬花初开为白色,后转为黄色,因此得名金银花。药材金银花为忍冬科忍冬属植物忍冬及同属植物干燥花蕾或带初开的花。

自古以来,金银花被誉为清热解毒的良药。它性甘寒气芳香,甘寒清热而不伤胃,芳香透达又可祛邪。金银花既能宣散风热,还善清解血毒。

### 1. 银花绿茶

【材料】金银花 5 克,绿茶 3 克。

【用法】将金银花和绿茶放入茶杯中,加入 150 毫升沸水,冲泡 5 ～ 10 分钟即可饮用。

【功效】清热,解毒,抗菌,适合外感发热、夏季炎热时饮用。

健康么么茶

## 春季吃笋要防过敏

春季是春笋大量上市的时期,春笋因其鲜嫩可口深受人们喜爱,然而专家提醒大家,吃春笋要防过敏,每餐最好不要超过半根。

中医认为,竹笋有滋阴、益血、化痰、消食、利便等功效,但食用过多易诱发哮喘等老慢支疾病、过敏性鼻炎、皮炎等。春季本来就容易过敏,对于容易产生食物性过敏的人来说,食用春笋还易引起荨麻疹。

为防止出现过敏,在食用春笋时,应先少量食用,如出现过敏反应,就立刻停止进食;如没有出现不适或过敏反应,可再继续适量食用。若用笋片、笋丁炒菜时,需要先将切好的春笋放入沸水锅中焯烫5～10分钟,然后捞出控去水分,搭配其他蔬菜或食物炒食。这样可去除春笋中的大部分草酸,能使炒熟的菜肴无涩感,吃起来味道及口感更鲜美。同时,吃笋时尽量不要和海鱼同吃,避免引发皮肤病。

# 2. 银菊甘草茶

【材料】金银花、菊花各12克,甘草5克。

【用法】将上述材料放入茶壶中,沸水加入300毫升,焖泡20分钟,即可服饮。

【功效】消炎,解毒,有清暑除热、增强抗感染能力,预防各种皮肤感染性疾病。

知识延伸阅读

甘草是豆科植物甘草的根及根状茎,也称蜜甘、蜜草。其性味甘、平,入脾、胃、肺、心经。有补中益气、化痰止咳、清热解毒之功效。但湿阻中焦、腹胀者不宜服用。且长期服用会出现水肿、血压升高等反应。

🌿 **健康么么茶**

## 办公族用巧克力充饥别过量

对于工作繁忙的办公室白领而言,加班和饥肠辘辘都是常有的事,因此吃几块巧克力充饥也成为不少人惯常采用的方式。专家提醒,巧克力虽然可以快速调节血糖,让人产生饱腹感,但不可长期过量食用。

由于巧克力属高糖、高热量食物,如果长期或者过量食用,热量过剩会引发肥胖。此外,餐前吃巧克力,还会影响下一顿进餐的食欲,久而久之也会对健康不利。

如果饥饿的原因是血糖浓度过低,可在正餐时间或者预计会产生饥饿感的时间,提前半小时到一小时,吃一些糖、饼干或者巧克力,但不要过量。

# 五、桃花——利水、活血,清心润肺

桃花有女人之花的美誉,能美容养颜,又能调节经血,还能减肥瘦身。有利水、活血、通便功效,治水肿、滞气、痰饮积滞、二便不利。

桃花能疏通经络,扩张末梢毛细血管,改善血液循环,促进皮肤营养和氧供给,滋润皮肤;桃花还能防治黑色素在皮肤内慢性沉积,有效清除皮肤表面的黄褐斑、雀斑、黑斑;桃花中还富含呈游离状态的氨基酸,容易被皮肤吸收,对防治皮肤干燥、粗糙及皱纹等有益。

## 1. 桃花瓜仁茶

【材料】桃花5克,冬瓜仁5克,白杨柳皮2.5克。

【用法】将桃花、冬瓜仁、白杨柳皮放入茶杯中,加入沸水冲泡,加盖闷5分钟。代茶频饮。

【功效】祛风活血,润泽面容,祛除黑斑。适合于面部多黑斑者。

健康么么茶

### 冬季心血管疾病患者宜喝红茶

红茶甘温,可养人体阳气,在寒冷季节深受人们的青睐。其实,不仅如此,红茶还具有其他功效,如研究发现,红茶可以减少中风和心脏病的发病率。

冬季是中风和心脏病等疾病的高发季节,患有心脑血管疾病的人在冬季经常泡上一杯暖暖的红茶,不但可以暖身体,还可以起到防病的作用。此外,常用红茶漱口或直接饮用还有预防流感的作用,在冬季气候寒冷,流感来袭时,不妨给自己泡杯红茶,增加抵抗力。

由于红茶是一种发酵茶,刺激性弱,适合肠胃和身体比较虚弱的人。需要预防骨质疏松的人,喝红茶也是不错的选择。

## 2.桃花蜂蜜茶

【材料】桃花5克,蜂蜜适量。

【用法】将桃花放入茶杯中,加入沸水冲泡,加盖闷5分钟,调入蜂蜜搅拌均匀,即可饮用。

【功效】祛除黄褐斑、雀斑、黑斑。

健康么么茶

### 茶饮料不等于茶

一进超市卖场,当面对花样繁多的茶饮料,你一定会感到不知从何选起。

其实,营养专家告诉我们,这些饮料多是以茶为载体,添加了其他成分,我们并不能把它们和茶等同看待。例如,不少女性朋友们会选择的果汁茶饮料,就是在茶水中加入原果汁(或浓缩果汁)、糖液、酸味剂等调制而成；而年轻人喜欢的奶茶饮料是指在茶水中添加鲜乳或乳制品等物质。

对于在茶饮料里添加的防腐剂等食品添加剂更是我们应引起重视的问题，提醒喜欢喝茶饮料的朋友，不妨抽空给自己泡杯茶，这样一来远比喝茶饮料健康得多。

# 六、桂花——散寒破结，化痰止咳

桂花又名九里香，味辛，性温，具有止咳化痰、养生润肺之功效，可解除口干舌燥、胀气、肠胃不适，对于口臭、视物不清、荨麻疹、十二指肠溃疡、胃寒胃疼有预防治疗功效。桂花茶香味清新迷人，令人心情舒畅，安心宁神，能驱除体内湿气，养阴润肺，可净化身心，芳香辟秽、除臭解毒。用于口臭、风火牙痛、胃热牙痛及龋齿牙痛等。

## 1. 桂花茶

【材料】干桂花2克，茶叶2克。

【用法】将干桂花和茶叶混合后放入杯中，注入沸水加盖冲泡5分钟即可。每日2剂，早晚各1次。

【功效】生肌润肤，活血润喉。适用于皮肤干裂、声音沙哑者饮用。

### 健康么么茶

#### 拯救夏季受潮茶叶的妙招

盛夏季节潮湿多雨，家中购买的茶叶如保管不善，容易吸水受潮。受潮的茶叶轻者失香，重者霉变。如把受潮茶叶放在阳光下曝晒，阳光中的紫外线会破坏茶叶中的各种成分,影响茶叶的外形和色、香、味。

正确的方法,不妨把受潮的茶叶放在干净的铁锅或烘箱中用微火低温烘烤,边烤边翻动茶叶,直至茶叶干燥发出香味。

## 2. 桂花橘皮茶

【材料】干桂花 3 克,橘皮 10 克。

【用法】将桂花和橘皮一同放入杯中,冲入沸水,温浸 10 分钟,代茶饮,每日 1 次。

【功效】燥热化痰,理气散瘀。适用于痰湿咳嗽。

### 健康么么茶

#### 春季健脑吃芹菜拌花生米

春季气候干燥,常吃芹菜有助于清热解毒、去病强身,花生能增强记忆、抗老化,且润肺化痰、滋养补气。因此,用芹菜和花生拌一道美味的小菜,不仅可帮助身体排毒,更能起到健脑作用。

芹菜具有清热、平肝、明目、降压等作用,还含有丰富的胡萝卜素和多种维生素,其叶和茎中含有挥发性的甘露醇,因此别具芳香,能增强食欲,并具有保健功效。花生具有止血、润肺、和胃、润肤作用,其蛋白质含量可高达 30% 左右,营养价值可与动物性食品如鸡蛋、牛奶、瘦肉等媲美,且易于被人体吸收利用。

常吃花生拌芹菜可帮助改善血液循环,延缓脑功能的衰退,并能增强免疫力。

# 七、茉莉花——健脾养胃，强心益肝

茉莉花可抗菌、平喘、抗癌、舒筋活血、健脾养胃、强心益肝、降低血压、补肾壮精。能改善昏睡及焦炙征象，有胃弱、慢性病支气管炎等呼吸器官疾病的人宜多饮用，此外对便秘、腹痛及头痛也有辅助改善作用。

## 1. 茉莉花茶

【材料】茉莉花3克，冰糖适量。

【用法】先将茉莉花放入茶杯中，以沸水冲泡5分钟，然后再加入适量冰糖，调匀即可饮用。

【功效】缓解与治疗头痛症状。

### 健康么么茶

#### 四招缓解易怒心理

许多人常常大发脾气，这样不但对人际交往不利，长此以往，还会影响身心健康。

按照以下的方法去做，可以缓解易怒的心理。

（1）要避免生闷气

控制愤怒，既不要将愤怒表现出来，也不能在心里生闷气。从某些方面来说，生闷气的危害，甚至大于将愤怒发泄出来。要知道，生气、发怒是用别人的错误来惩罚自己。

（2）学会转移注意力

一旦察觉到什么会引起愤怒，应当尽量避开，而去做一些令自己愉快的事情。

（3）推心置腹的交谈

交谈可将心头的怒火发泄出去,比如,找一位博学多识的朋友,对于某件令自己愤怒的事进行宣泄,大谈一番,即使过火也没有关系。这位朋友会对你进行分析劝导,从而使你的怒火得到化解,甚至可以引导你从另一个角度看待同一个问题或同一个人,从而改变你的某种看法,加强你的修养。

（4）忍耐 10 秒

当你要动怒时,花几秒钟冷静地描述一下自己的感受和猜测一下对方的感受,以此来消气。最初 10 秒是至关重要的,一旦你熬过这 10 秒,怒气便会逐渐消逝。

## 2. 茉莉麦冬茶

【材料】茉莉花 4 朵,麦冬 1 克,山楂 2 克,绿茶 2 克。

【用法】将上述材料放入杯中,混合后用沸水冲泡 10 分钟即可饮用。每日 1 剂,代茶饮用。

【功效】润肺美肤,养颜去斑。适合面部有色斑以及皮肤干燥者饮用。

**知识延伸阅读**

麦冬又名沿阶草、书带草、麦门冬,为百合科沿阶草属多年生常绿草本植物。其味甘、微苦,性微寒,归心、肺、胃经。有养阴生津、润肺清心的功效。用于肺燥干咳、阴虚痨嗽、喉痹咽痛、津伤口渴、内热消渴、心烦失眠、肠燥便秘。需要注意的是,脾胃虚寒泄泻、胃有痰饮湿浊及暴感风寒咳嗽者均忌服。

**健康么么茶**

### 解春困首选喝茉莉花茶

初春时节,万物复苏,自然界中的阳气在此时生发。人们在这一时期普遍容易感觉困倦乏力,就是通常所说的"春困"。

如果你想告别春困,不妨在给自己泡上一杯浓浓的花茶。春季,饮花茶不仅芳香扑鼻,还能缓解春困带来的不良影响。原因在于,花茶甘凉而兼芳香辛散之气,有利于散发积聚在人体内的冬季寒邪、促进体内阳气生发,令人神清气爽。

茉莉花茶是在绿茶的基础上加工而成,在加工的过程中茶叶发生一定的理化作用,如茶叶中的多酚类物质、茶单宁在水湿条件下的分解,不溶于水的蛋白质降解成氨基酸,能减弱喝绿茶时的涩感,使其滋味鲜浓醇厚、更易上口。茉莉花茶除了具备绿茶的保健功效外,还是"去寒邪、助理郁"的佳品,可谓是春季饮茶之首选。

# 八、薄荷——冰凉解毒,刺激食欲

薄荷叶可辅佐去胃胀气,消弭口臭,可以去油腻,提神醒脑,去风邪头痛。具有强心补肾、生津止渴、补脾健胃、调经活血等功能,可缓和胃痛及头痛,并促进新陈代谢,还具有平肝明目、护肤养颜等功用。

## 1. 薄荷绿茶

【材料】薄荷叶 15 克,绿茶 3 克,冰糖适量。

【用法】将薄荷叶、绿茶放入杯中,注入沸水,泡 10 分钟左右。泡出味且稍凉后,滤去残渣,加入适量冰糖即可。

【功效】提神醒脑,抗氧化,抗皱纹,排毒养颜,促进消化。

🌱**健康么么茶**

## 夏季喝绿豆汤里加点盐

炎热的夏天,汗水会带走身上大量的盐分。这样的天气,喝点什么样的水才能补充水分,保持身体的健康呢?

由于夏天人体出汗多,可以适量喝点含盐的水,如淡盐水、盐茶水、盐绿豆汤等。之所以要喝这些含盐饮料,是因为其中含有大量的钠、钾等矿物质,可以补充人们因大量出汗而带来的矿物质流失。

专家指出,人体在出汗后如果单纯补充水分,会越喝越渴,既达不到补水的目的,还可能导致体温升高、小腿肌肉痉挛、昏迷等"水中毒"症状的发生。此外,喝盐水时也可适量加些糖,以补充机体的能量消耗。

## 2. 薄荷荷叶茶

【材料】茶叶 8 克,薄荷 12 克,荷叶 1 张。

【用法】把荷叶切成细碎状,以备冲泡;上述材料放入杯中,以沸水冲泡,5 分钟后即可饮用。

【功效】可以有效地化解暑气,祛除身体暑热湿气。

🌱**健康么么茶**

## 夏季食欲不振时不妨吃点薏米

薏米,又叫苡米或薏米仁,能够健脾、补肺、清热、利湿,甚至是天然的美容食品。

现代研究表明,薏米是非常有营养的食物,其中蛋白质的含量比米、面高出很多,还含有人体必需的多种氨基酸。因此,多吃薏米可以及时补充夏季高温下的体力消耗,起到增强免疫力的作用。

脾胃不好的人夏天常常感到食欲不振、消化能力减退,中医认为,薏米具有健脾、补肺、清热、利湿的作用,而且特别容易消化吸收,是很好的食疗食物,适合脾胃虚弱者食用。

薏米中的薏苡素可以抑制横纹肌,是天然的养颜去皱佳品。由于脾胃两虚而导致颜面多皱、面色晦暗的人,建议用薏米与山药、大枣、小米煮粥喝,或将薏米炒熟后研末冲服。

在淘洗薏米的时候要注意,先用冷水轻轻淘洗,不要用力揉搓,再用冷水浸泡一会儿。泡米用的水要与米同煮,不能丢弃,这样可以避免薏米中所含的营养物质大量流失。由于薏米化湿滑利的效果显著,因此遗精、遗尿患者及孕妇不宜食用。

# 3. 胡椒薄荷茶

【材料】胡椒、薄荷各 1 茶匙,冰糖适量。

【用法】把胡椒、薄荷放入茶壶中,以沸水冲泡 5 分钟。加适量冰糖,调匀即可饮用。

【功效】此茶可有效地帮助舒缓神经,改善头痛症状。

**知识延伸阅读**

胡椒可作香料,可防腐,可作调味品,还可入药。胡椒的作用与辣椒相似,但刺激性比辣椒要小,胡椒可以治风寒感冒,但喉咙发炎、上火者暂时不要吃胡椒,否则更容易动火伤气。

## 健康么么茶

### 夏季吃点大蒜开胃消食

夏季吃点蒜,对身体很有好处。首先,夏天天气炎热,细菌容易繁殖,吃点大蒜,可以避免得肠炎、痢疾等胃肠道疾病。许多实验表明,大蒜具有很强的抗菌作用,对于肠道内大肠杆菌、痢疾杆菌的抑制作用尤为显著,所以,大蒜在民间有"天然抗生素"之称。

其次,如果吃寒凉蔬菜配点大蒜,可以中和寒气。黄瓜、空心菜、苦瓜、茄子、菠菜都是夏天常吃的蔬菜,这些菜都可以加大蒜烹调,如蒜泥茄子、蒜茸空心菜、蒜茸苦瓜等。这些清一色的寒凉之品,佐以温性的大蒜,既可以杀菌,又能避免寒凉食物损伤脾胃,一举两得。

夏天食欲不振的情况经常出现,肉菜加点蒜就能解腻提鲜。酷暑难耐,吃点大蒜可以开胃、消食。特别是做肉菜加点蒜,不仅可以调香提鲜,更重要的是能化解肉的油腻,行肉的滞气。

夏季吃蒜需要注意的是,大蒜毕竟辛温,阴虚火旺,肝热目疾、口舌生疮、咽喉肿痛的人最好别吃。

# 九、其他花草茶的制法

饮用花茶可以起到养颜、祛斑、排毒、明目的作用,对女性美容有很好的功效。同时,近年来从欧洲传来的花草茶同样受到女性朋友的青睐,准确地说,花草茶指的是将植物之根、茎、叶、花或皮等部分加以煎煮或冲泡,而产生芳香味道的草本饮料。

## 1. 薰衣草茶

薰衣草原产地在地中海地区,性喜干燥,每年六月开花。其富含挥发油、香豆素、单宁、类黄酮等,全株可用,尤其是花蕾部分。在开花期间连茎带叶将花穗割下,可用于烹调、药用、美容等各方面,用途极广。古罗马人和波斯人很早即懂得利用新鲜的薰衣草做芳香浴,借以消除疲劳和酸痛,换得一身神清气爽。

薰衣茶的浓香使人愉悦,并具有镇静、松弛消化道痉挛、清凉爽快、消除肠胃胀气、助消化、预防恶心晕眩、缓和焦虑及神经性偏头痛、预防感冒等众多益处,沙哑失声时饮用也有助于恢复,有"上班族最佳伙伴"的美名。薰衣草茶初泡好时呈淡绿色,而后渐渐变成蓝或紫色,若在茶汤中加数滴柠檬汁则转为粉红色,十分赏心悦目。

【材料】干燥薰衣草 2～4 克。

【用法】热水冲泡,用热水温热茶壶、茶杯,之后将水沥干。将薰衣草茶装入温热过的壶中,缓缓注入 500 毫升的沸水,薰衣草茶香随之飘散开来。放置约 3 分钟后饮用,回冲第二次约要 7 分钟,第三次大约要静置 10 分钟。

## 健康么么茶

### 巧吃三餐头脑更灵活敏捷

（1）早餐

科学家通过实验发现,早餐吃含大量脂肪和胆固醇的熏肉、蛋和油条,不容易消化,使流往脑部的血液减少,降低了脑的灵敏度。因此,早餐应该吃脂肪含量低的食物,如瘦火腿、鲜果或蔬菜,可使人头脑更灵活,反应更敏捷。

（2）午餐

研究认为,鸡肉、鱼等高蛋白食物,可促进使头脑保持敏锐的化学物质——多巴胺和去甲肾上腺素的分泌。另外,由于乙酰胆碱对脑的记忆功能有重要作用,因此,在午餐膳食中,可适当安排食用富含胆碱的鱼类、肉类、蛋黄、大豆及其制品。

（3）晚餐

科学家分析认为,一般情况下,晚餐宜食富含碳水化合物的食品,因为这类食物可促使体内分泌胰岛素,进而使较多的色氨酸进入脑部,转化为有镇静作用的血清素,帮助人们更好地休息、睡眠、积蓄精力。但是,如果夜间需进行耗费精力、气力的学习或工作,则宜补充适当的蛋白质,如牛排、鱼等。

# 2. 迷迭香茶

迷迭香浓烈的芳香能刺激神经系统运作,促进注意力集中,具有消弭胃肠胀气、改善记忆、增强记忆力的功能。此外还能促进头皮血液循环,改善脱发现象,减少头皮屑的产生。对消化道、呼吸道也有助益,还可减少皱纹的生成,能去斑。

具体冲泡法:

【材料】迷迭香 1 匙,麦芽粒 20 克,丁香 2 粒,柠檬汁 10 毫升,龙眼蜜、冰糖、橘皮适量。

【用法】将迷迭香、麦芽粒、丁香置入茶壶内,冲入沸水约 300 毫升。在茶壶内焖约 4 分钟,而后加入柠檬汁、龙眼蜜、冰糖及橘皮,充分搅拌均匀即可。

---

**知识延伸阅读**

迷迭香原产于地中海地区,如今被广泛种植。它被认为是可为人们带来幸运的植物。早期的药学家相信,佩戴一朵带有叶子的迷迭香,可安定紧张的情绪。它被农户种植在菜园内,因其馥郁的香气可以驱除蚊蝇及其他昆虫。

迷迭香为全年生的常绿植物,整株呈尖细的形状;由茎分枝出来的叶细长如针状,叶正面是深绿色,背面是灰白色。花从茎部生长延伸,有蓝、白、紫 3 种颜色,四五月是开花期。

---

🍃 **健康么么茶**

## 职场男性冬季进补方略

男性整日在职场打拼,透支健康,因此不少人都选择在冬季进补。根据我国传统的中医理论,女性滋补主要在于滋阴补血,男性滋补则以补肾为主。因此补肾是男性冬补的重头戏。肾虚的男性存在腰酸、肢冷、腿软、性功能减退、耳鸣等症状。

进补方案：冬季进补时应该多吃鱼、虾、牡蛎和韭菜等食品。这类食品富含牛磺酸、精氨酸和锌，对男性的肾功能能起到很好的滋补作用。另外，各种鳝类、动物的鞭和甲鱼也是补肾的上佳选择。

由于冬季节假日比较多，男性容易暴饮暴食，加重胃病。对于胃不好的男性，平日进补时应该多吃容易消化的食物，少量多餐。玉米、莲子等食物富含淀粉，有利于肠胃消化，还可以补胃气，可以多加摄入。萝卜、山楂有顺气的作用，淡茶有解脂去腻的作用，经常出现肠胀气现象的男性可多食用。

进补方案：胃不好的男性在进补时应该遵循清淡，易消化，各类营养均衡摄入的原则，忌大鱼大肉，暴饮暴食，加重肠胃负担。在日常饮食上可以多喝玉米粥和莲子羹，在肉类的摄入上，肉丸子容易消化，又能保持肉类原有的营养，很适合消化能力差、胃气不足的男性进补。

# 3. 柠檬草茶

柠檬草也称柠檬香茅，整株植物散发出沁人心脾的清香，属禾科多年生草本植物，是热带的芳香草，气味芬芳而且有杀菌抗病毒的作用，从古至今受到医家的推崇，取其杀菌、调整血液循环的作用。经常饮用柠檬草茶，可以帮助改善贫血、调和肠胃、调节油脂分泌、降低血脂、缓解神经衰弱等。平日饮用，能有效预防疾病，具有增强免疫力的效果。

具体冲泡法：

【材料】柠檬草 3～5 克。

【用法】用热水温热茶壶、茶杯，之后将其沥干。取柠檬草，装入温过的壶中，缓缓注入 500 毫升的沸水，放置约 3 分钟后饮用。回冲第二次约要 7 分钟，第三次大约要静置 10 分钟。将柠檬草取出，以免浸泡过久让茶汤变涩，而且适时取出，可以让下次回冲时仍有香气。

注意事项：孕妇禁服。柠檬草适合搭配玫瑰花、迷迭香等。

健康么么茶

## 职场烟民的护肺菜

职场中不少男性朋友都是烟民,尽管大家对于烟草的危害心知肚明,但仍有一些人就是没办法抗拒香烟的诱惑,由于工作压力大,更有人是每天都得抽上一包烟,对于身体的伤害,尤其是对肺部的损害最严重。下面就为烟民朋友们介绍三款护肺菜肴:

(1)川贝雪梨猪肺汤

取猪肺120克,洗净切片,放入开水中煮5分钟,再用冷水洗净,沥干水。将川贝母9克洗净打碎;雪梨连皮洗净,去蒂和梨心,梨肉连皮切小块。将上述材料全部放入沸水锅内,文火煮2小时,调味后随量饮用。

(2)杏仁雪梨山药糊

取北杏仁10克,雪梨1个,淮山药粉、白糖适量。先将北杏仁用开水浸泡,去衣,洗净;雪梨去皮,洗净,取肉切粒;然后把杏仁、雪梨粒放搅拌机内,搅拌成泥状。用清水适量,把杏梨泥、淮山药粉、白糖调成糊状,倒入沸水锅内(沸水约100毫升),不断搅拌,煮熟即可。随量食用。

(3)冬菇银耳猪胰汤

取猪胰1条,猪瘦肉60克,冬菇15克,银耳9克。先将冬菇洗净;银耳泡开洗净,择成小朵;猪胰、猪瘦肉洗净,切片。然后把冬菇、银耳放入锅内,加清水适量,大火煮沸后,小火煮20分钟,放猪胰、猪瘦肉,再煮沸,调味即可。随量饮用。

# 4.款冬花茶

款冬花为菊科植物款冬的干燥花蕾,别名冬花。在冬季,花尚未出土时挖出花蕾,阴干,除去泥土、花梗。生用或蜜炙。其辛、微苦,温,归肺经。有润肺下气,止咳化痰之功效。用于新久咳嗽,喘咳痰多等症。

具体冲泡法:

【材料】款冬花6克,茶叶6克。

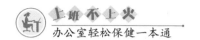

【用法】将款冬花、茶叶放入杯中,用沸水冲泡5分钟,每天1剂。多次服饮。

## 健康么么茶

### 微波炉热牛奶的注意事项

现代生活的快节奏让人们的生活越来越离不开微波炉,尤其是在吃早餐的时候,更追求速度和便捷的人使用微波炉加热牛奶就成为常见的现象。

关于用微波炉热牛奶是否会破坏牛奶的营养成分问题,关键在于加热时间的长短。因为微波炉的加热速度极快,而保存牛奶营养成分的加热温度不能太高。

据有关资料显示,牛奶加热的时间越长、温度越高,其中营养的流失就越严重,主要有B族维生素和维生素C。

以一杯大约250毫升的牛奶为例,用煤气灶上加热,通常是70℃的温度煮3分钟即可。如果用微波炉,1分钟左右就行了。但要注意使用微波炉加热会有温度不平均的现象,所以喝之前搅拌一下才不会被烫着。

有些人为图方便,喜欢直接把袋装奶放进微波炉加热,这样做既不安全,同时也可能会对人体健康会产生不利影响。如果包装材料上没有注明"可用微波炉加热"的字样,就不适宜直接放入微波炉中加热。正确的做法是将牛奶倒入微波炉专用的容器内,再用微波炉加热。

## 5. 康乃馨茶

康乃馨具有美容养颜、安神止渴、清心明目、消炎除烦、生津润喉、健胃消积的功效,能改善血液循环,促进新陈代谢,排除体内毒素,调节女性内分泌。同时具有固肾益精,治虚劳、咳嗽、消渴之功效,清肝凉血,美白皮肤,祛斑除皱。

具体冲泡法:

【材料】康乃馨 3～4 朵。

【用法】将康乃馨放入茶杯中，加入沸水冲泡 3 分钟后即可饮用，也可配入茶叶或冰糖少许，搅匀后共饮。

## 健康么么茶

### 合理饮食增强免疫力

提到增强免疫力，相信你一定不会感到陌生，生活中，不少人为了增强自身的免疫力服用大把药片，各种营养补充剂也是时常塞满白领们的办公桌抽屉。其实，仔细看看营养品的成分表，那些营养成分无不来源于与我们朝夕相处的一些食物中，因此，对于因工作或各种原因无法避免挑灯夜战，经常熬夜的人来说，从纯自然食物中找出增强身体免疫力的秘方，才是我们摆脱饮食习惯不规律，每天要靠药片补充营养需求的"药人"生活。

（1）增加优质蛋白质的摄入

从每个细胞的组成到人体的构造，从生长发育到受损组织的修复，从新陈代谢到酶、免疫机制及激素的构成都离不开蛋白质，增加优质蛋白质的摄入可以有效提高身体的抵抗力和免疫力。

（2）多吃富含维生素的新鲜水果和蔬菜

蔬菜和水果中富含多种维生素，如维生素 C 有增强免疫系统功能的作用，并且增加白细胞吞噬细菌的能力，帮助人体增加抗体含量及提升血液中干扰素的含量。

（3）适量补充坚果类食物

坚果中富含人体所需的多种不饱和脂肪酸和矿物质等营养成分，矿物质是人体神经系统和免疫系统正常运转的重要参与者，比如铁在体内能够提高吞噬细胞的能力及活性；镁在体内能维持心脏、肌肉、神经的正常功能；硒可提升免疫细胞的能力等。

（4）多吃鱼类等水产品

吃鱼能增强人的免疫功能，并且能提高防病抗病能力，鱼肉所含蛋白质是完全蛋白质,而且蛋白质所含必需氨基酸的量和比例同人体的相似,最适合人体需要,容易被人体消化吸收。

（5）避免饮食过于油腻

吃东西过于油腻,如身体内摄入太多脂肪,会妨碍免疫细胞的能力,使体内免疫细胞变得慵懒,而无法发挥功能。

其是呼吸道黏膜得不到氧气和养料供给,抗病能力也就随之下降。

# 6. 绞股蓝

绞股蓝在日本被称为"福音草",被美国人称为"绿色金子",在新加坡、马来西亚被称为"健美女神""百病克星",在我国有"东方神草""南方人参"等诸多的美誉。

其性寒、味甘,有益气、安神、降血压之功效,能延缓衰老,改善脑力活动,提高大脑机能。办公族饮绞股蓝茶可益气养血,改善精神不佳、疲劳、高血脂等症状。

具体冲泡法:

【材料】新鲜绞股蓝15克。

【用法】将绞股蓝放入壶中,冲入沸水后即可饮用。可反复冲至茶味渐淡。

## 健康么么茶

### 胃溃疡、十二指肠溃疡患者切莫空腹饮绿茶

空腹饮茶时,茶叶中的部分活性物质会与胃中的蛋白结合,对胃形成刺激,容易伤胃。除了会对胃肠有刺激,空腹喝茶还会使消化液被冲淡,影响消化。

空腹饮茶时,茶里的一些物质容易被过量吸收,比如咖啡碱和氟。咖啡碱会使部分人群出现心慌、头昏、手脚无力、心神恍惚等"醉茶"现

象。一旦发生醉茶现象,可以吃一块糖或喝上一杯糖水,上述症状即可缓解并消失。氟如果在体内蓄积过多,则可能引发肠道疾病,影响肾功能。

患有胃溃疡、十二指肠溃疡的人,更不宜清晨空腹饮绿茶,茶叶中的鞣酸会刺激胃肠黏膜,导致病情加重,还可能引起消化不良或便秘。

# 7. 紫罗兰花茶

淡紫色的紫罗兰花茶不仅色泽好看,更由于颜色鲜艳、花瓣薄、多褶且透光,用来泡茶,赏心悦目,而且喝起来味道十分温润。

紫罗兰属于葵科,葵科植物对呼吸道的帮助很大,能舒缓感冒引起的咳嗽、喉咙痛等症状,对支气管炎也有调理之效。

具体冲泡法:

【材料】紫罗兰5克,丁香5粒,蜂蜜、葡萄汁各1小匙,橘皮丝适量。

【用法】

(1)将紫罗兰、丁香放入茶壶中,冲入沸水,加盖焖约4分钟。

(2)加入蜂蜜、葡萄汁,充分搅拌均匀,再加入适量切丝橘皮即可。

**知识延伸阅读**

紫罗兰原产欧洲南部,在欧美各国极为流行并深受喜爱。它的花有淡淡幽香,欧洲人用它制成香水,倍受女士们青睐。

紫罗兰在古希腊是富饶多产的象征,雅典以它作为徽章旗帜上的标记。罗马人也很看重紫罗兰,把它种在大蒜、洋葱之间。克里特人则把它们用于皮肤保养方面,他们将紫罗兰花浸在羊奶中,当成乳液使用。

健康么么茶

## 补出女人好气色的水果

女性是最易贫血的人群,如果不善于养血,就容易出现面色萎黄、唇甲苍白、肤涩、发枯、头晕、眼花、乏力、气急等血虚症。下面就为女性朋友们推荐四种补血干果,补出女人好气色。

桑葚干是目前水果及其制品中含天然铁最丰富的,每100克含铁42.5毫克,无愧于水果中"补血果"的称号。一般建议将桑葚干煮粥吃,每日食用一碗桑葚粥不但可以补血,还可以美容,但孕妇慎用。

紫葡萄是很好的补血水果。将葡萄晒制成干后,每100克含铁量在9.1毫克。而且葡萄在晒制过程中,最大限度地保留了葡萄皮(葡萄皮的营养含量远远高于果肉),也有利于葡萄干中一些稳定营养素的保留,如铁、锌、锰、蛋白质、抗氧化物质等。

桂圆肉中每100克含铁量大约是3.9毫克,在水果中也属含铁量相当丰富的,可用于贫血的食疗中,一般煲汤、煮粥为宜。但桂圆肉属于温热食物,孕妇不适合食用。

干枣里最为推崇的是黑枣和蜜枣,它们每100克含铁量在4毫克左右,是补血食物中的佳品,干枣中还含有丰富的维生素C,维生素C是促进铁离子吸收的重要因子,让机体对铁的吸收事半功倍,最好是煲汤、煮粥食用。

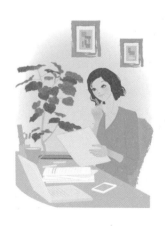

# 第六章 职业病日常保健小动作

有研究表明,近年来颈椎病的发病率呈上升趋势,发病情况与人们的职业因素有着密切的关系,且表现出低龄化趋势。这种现象可能与社会竞争压力越来越大,人们每日活动时间缩短,伏案工作或学习的时间延长,保健意识薄弱,颈部肌肉、韧带长期处于紧张状态有关。颈椎有病,轻者转动不灵活,重者会导致其他疾病,如动脉硬化、高血压、冠心病等,甚至可能出现瘫痪,严重影响着人们的正常工作与身心健康。因此,对于长期伏案工作的办公一族来说,预防职业病的发生离不开日常保健小动作。

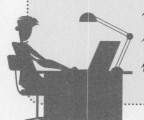

# 一、颈椎疼痛的日常保健小动作

在办公室工作的人员，长期低头伏案工作，使颈椎长时间处于屈曲位或某些特定体位，不仅使颈椎间盘内的压力增高，使颈部肌肉长期处于非协调受力状态，颈后部肌肉和韧带易受拉劳损，再加上扭转、侧屈过度，进一步导致损伤，所以极易发生颈椎病。

在日常生活中，颈部的劳损、不正确的姿势，均可造成颈椎病的发生与发展。人们在工作中经常采取的姿势是头颈向前屈曲，两上肢的活动是在外展90°以下的范围内，这是一种非生理姿势。长时间在这种体位下，使颈椎、骨关节、神经根受到不良影响，进而破坏了颈椎的正常稳定和灵活性。久而久之，就会出现颈椎退变，产生疼痛。下面将为办公族们介绍与保护颈椎有关的小动作，受颈椎疼痛困扰的朋友不妨练习一下。

## 1. 日常必做颈椎保健操

上班族最苦恼的莫过于日益紧张的颈椎了。尤其到了下午，颈椎不适的情况就会准时来袭。

事实上，颈椎是人体非常脆弱的部位，而它周围的肌肉又非常难锻炼。即使对于专业的健美运动员来说，颈部的肌肉也是不容易锻炼的部位。而对于上班族来说，颈部肌肉的健康恰恰直接影响颈椎的健康状况。因此，学会训练颈部肌肉柔韧性的方法很有必要。

（1）"米字形"弯曲对颈椎有益。

先做"十字形"弯曲，即头部依次向前弯—复位—向左弯—复位—向后弯—复位—向右弯—复位；然后依次做"左前弯—复位—左后弯—复位—右后弯—复位—右前弯—复位"。

（2）低头伸拉颈部肌肉,持续30秒。如果已有颈椎病,往后仰头会不舒服,因此,除了提高颈部肌肉的柔韧性外,颈部肌肉的力量也要加强。

## 健康么么茶

### 偶尔健身等于暴饮暴食

随着人们健康意识逐渐加强,人们开始明白只有加强锻炼才是获得健康的最佳途径。但平时工作繁忙,很难抽出固定的时间来进行锻炼,于是不少人集中在周末进行体育锻炼。但是这样做就能起到健体强身的效果吗? 答案是否定的,偶尔运动不仅收效甚微,而且还可能会对身体造成一定的不利影响。

因为工作繁忙,上班族往往从周一到周五都是在办公室里坐着,很少进行体育锻炼,身体基本处于没有运动的状态,时间长了,身体实际上已经适应了这种状态。如果周末突然拿出一些时间来运动,就会打破身体长期以来形成的平衡。懒得运动会伤害身体,而偶尔运动更会伤害身体。现代医学研究发现,对于那些不能长期坚持运动的人们来说,偶尔运动一下,将会加重身体器官的磨损、组织功能的丧失而致健康受损。难怪健身专家说这等于暴饮暴食。

经常进行适度的健身锻炼可以延长寿命,对身心健康都极有益处。但是健身所要达到的效果是需要长期累积才能实现的,如果运动时间间隔过长,这周锻炼了,再等上一个星期甚至更长的时间才进行下一次锻炼,就等于每一次锻炼又是从头开始。

锻炼身体不是一朝一夕、一蹴而就的事情,需要循序渐进、适度、持之以恒方能奏效。因此,我们必须学会科学健身:首先要制订一个周密可行的运动计划,安排好时间,不能有一搭没一搭地三天打鱼两天晒网;科学有效的做法是每周锻炼3～5次。

# 2. 颈椎日常保健三法

## （1）后颈牵拉运动

身体端正坐好，背部靠在椅背上，收下巴，两手放置于头顶，脖颈部保持放松，双手用力将头向前下拉，使下巴能够尽量贴近胸口部位，直至后颈部或肩胛部位有拉扯感为止，停留大约 15 ～ 20 秒后放松全身，此动作重复做 5 次。

这样能有效舒缓由于长时间用电脑或低头伏案工作导致的后颈部小肌肉疲劳。

## （2）肩胛牵拉运动

将背部靠椅背保持坐正姿势，收下巴，将左手掌放在右肩上，右手放置于头顶，脖颈部保持放松，右手用力将头向右前下方拉，直至左后颈部或左肩胛部位有拉扯感为止，停留大约 15 ～ 20 秒，再放松全身，重复做 5 次。

这样能有效舒缓长时间使用双手、过度使用肩胛周围肌肉而造成的疲劳。

## （3）灵活颈椎运动

保持身体端正坐姿，双眼直视正前方，将头向前、后方向缓慢转动，角度越大越好，重复做 5 次。将头分别向左右肩膀两侧歪，角度越大越好，重复做 5 次。这样能维持并增加颈部灵活度，减少颈椎压力。

### 健康么么茶

#### 办公族预防颈椎病的措施

办公族长期低头工作，使颈椎处于长时间的屈曲位或某些特定体位，这样不仅使颈椎间盘内所承受的压力较自然仰伸位高，而且也使颈部肌肉处于长期非协调受力状态，颈后部的韧带和肌肉易于受牵拉而劳损，椎体前缘相互磨损而骨质增生，再加之扭转、侧屈过度，则更会导致颈椎损伤。办公室工作人员为预防颈椎病，应及时采取下列措施：

要尽可能保持自然端坐，坐姿正确，头部保持略微前倾；调节桌椅之间的高度比例，避免头颈部过度后仰或前倾、前屈，使头、颈、肩、胸部分保持正常生理曲线。

由于工作需要，头颈部常向某一方向转动或相对固定（特别是前屈或左、右旋转），应当在工作一段时间后，一般在 1～2 小时，让头部颈向另一方向转动。因为这种相对固定和常向颈部某一方向转动，不仅可以直接引起椎间盘压力的改变，而且还导致张力较大，一侧的肌肉疲劳。因此，注意改变这一不良体位是必要的。进行相反方向转动时宜轻柔、缓慢，在短时间内重复数次，以达到该方向的最大运动范围为佳。这既有利于缓解颈椎的压力和负荷，又可消除疲劳感，从而达到颈椎保健的目的。

工作休息的间隙，可向远方眺望片刻，并根据自身条件和工作环境，进行头颈部的锻炼，以消除疲劳，防止劳损。

# 3. 电脑族颈椎放松小动作

长时间坐着工作，特别是操作计算机久了，会感到很累。这时休息一下，做做专为电脑操作者设计的这套保健操，就能很快消除疲劳、恢复体力。

具体分步动作如下：

坐在椅上，背要直，双手放膝盖。一臂前伸，连同身体一起后转，目光盯住手掌，同时吸气。还原，同时呼气，换手再做。

双臂屈肘，双手放肩上。两肘前后做圆周运动。

双臂交叉，胸前抱臂。抬起双臂，在胸前做起落运动，同时活动双肩、肩胛骨和胸肌。

向前伸直双手臂，做游泳的动作，如蛙泳。尽量向前和向两侧伸展身体。

坐在椅上屈臂，双手放肩上。左右来回转动身体，使胳膊肘尽量靠近椅背。

坐在椅上，双手放头后。头向两侧来回转动。

双手放膝盖。一只手从上伸肩后，另一只手从下向上伸肩胛骨处，双手背后交叉。换手再做。

紧贴椅背坐在椅上。挺直脊柱,微微低头,向两侧轻轻转动。假设胸前有一小球,尽量用下额去够球。

### 健康么么茶

#### 开车族女性当心颈椎受损

对于开车一族来说,颈椎病是一种常见病,尤其是刚刚开车的女性"新手",最容易因为紧张导致开车姿势错误、身体僵硬,进而压迫颈椎。专家介绍,开车时保持一种姿势,使颈椎长时间处于屈曲位或某些特定体位,不仅会使颈椎间盘内的压力增高,而且也会使颈部肌肉长期处于非协调受力状态,颈后部肌肉和韧带易受牵拉劳损,椎体前缘相互磨损、增生,再加上扭转、侧屈过度,进一步导致损伤,极易引发颈椎病。

经常开车的女性在工作中应注意忙里偷闲,坐 1 小时后应起身活动 5 ~ 10 分钟,如果没有其他的腰部疾病,可进行腰部屈伸、旋转及左右侧弯运动。开车时,最好在坐椅与身体之间放个靠垫。

# 4. 小动作预防颈部慢性劳损

长期坐姿不当,导致办公族人士的颈部出现慢性劳损,进而引发不适或疼痛的出现,下面为办公族介绍一些能够预防颈部慢性劳损的小动作。当你工作之余时,可以拿来练习一下,以缓解颈部不适。

准备姿势:做操前,先自然站立,双目平视,双脚略分开,与两肩平行,然后双手叉腰。

（1）前俯后仰

先抬头后仰,同时吸气,双眼望天,停留片刻。然后缓慢向前胸部位低头,同时呼气,双眼看地。做此动作时,要闭口,使下颌尽量紧贴前胸,停留片刻后,再上下反复做 4 次。动作要旨是:舒展,轻松,缓慢,以不感到难受为宜。

（2）举臂转身

先举右臂,手掌向下,抬头目视手心,身体慢慢转向左侧,停留片刻。在转身时,要注意脚跟转动45度,然后身体再转向右后侧,旋转时要慢慢吸气,回转时慢慢呼气,整个动作要缓慢、协调。转动颈、腰部时,要尽量转到不能转为止,停留片刻,回到准备姿势后,放下右臂,换左臂上举,换好手臂后重复同样动作,来回反复做两次。

（3）左右旋转

先将头部缓慢转向左侧,同时吸气于胸,让右侧颈部肌肉伸直后,停留片刻,再缓慢转向右侧,同时呼气,让左边颈部肌肉伸直后,停留片刻。这样反复交替做四次。要注意的是,整套动作要轻松、舒展,以不感到头晕为宜。

（4）提肩缩颈

双肩慢慢提起,颈部尽量往下缩,停留片刻后,双肩慢慢地放下,头颈伸出,还原自然。然后再将双肩用力往下沉,头颈部向上拔伸,停留片刻后,双肩放松,并自然呼气。注意在伸缩颈部的同时要慢慢吸气,停留时要憋气,松肩时要尽量使肩、颈部放松。回到准备姿势后,再反复做四次。

（5）波浪屈伸

下颌往下前方波浪式屈伸,在做该动作时,下颌尽量贴近前胸,双肩扛起,下颌慢慢屈伸,胸部前挺,双肩往后。下颌屈伸时要慢慢吸气,抬头还原时慢慢呼气,双肩放松,停留片刻,做两次。然后再倒过来做下颌伸屈运动,由上往下时吸气,还原时呼气,做两次。

### 健康么么茶

## 有些颈椎病千万不能揉

颈椎病的治疗方法较多,推拿按摩是治疗颈椎病的一种常用的方法,通过推拿按摩可缓解局部肌肉痉挛,改善局部血液循环,加强颈部肌肉的力量,增加颈椎的稳定性,达到解除症状的目的,它适用于大多数的颈椎病患者。

但是,对于脊髓型颈椎病和食管型颈椎病,推拿按摩却达不到治疗的目的，相反，如果按摩手法不当，还可加重原有的症状。特别是脊髓型颈椎病病人，由于各种原因引起颈椎管的管径变小而使脊髓受到压迫，脊髓在椎管内的缓冲间隙缩小，按摩手法不当，会使脊髓受到短暂的剧烈撞击，造成病人的即刻瘫痪，后果严重，应引起足够重视。

专家提醒，如果你患有颈椎病，一定要首先确定所患颈椎病类型，并遵医嘱治疗，不可自行进行推拿按摩治疗，以防造成严重的不良后果。

# 5.办公室里的脊椎锻炼小动作

（1）动作一：斜方肌抻拉

将左手臂高举，然后绕过头顶正上方，扶住右耳，头部自然向左侧倾斜。右侧手臂做耸肩动作，然后再放松，尽量做抻拉。换另一侧，完成相同的动作。每一侧做8次，每次共做两组。

（2）动作二：稳定腹部训练法

准备姿势：臀部坐于椅子前1/2处，将小腹收紧后将双臂上举，拉长脊椎。

步骤一：小腹收紧，背部保持正直，将双臂移到小腹前侧，在呼吸同时，水平抬起一侧大腿，吸气时下放；换另一条腿做相同动作。每组20次，共做两组。

步骤二：继续保持背部紧张，双臂水平前举，双腿水平伸直。每组坚持10秒钟，共做2组。

（3）动作三：办公桌上的背屈伸

双臂伸直放在桌上，躯干尽量贴至大腿前侧，头部先抬起，颈部、胸部依次离开并向后伸展，双臂移到身体后侧。前屈时依次将腰、胸、颈部屈起，最后将头埋于两臂之间，并将躯干贴向大腿。

（4）动作四：脊椎扭转性练习

反坐在你的办公椅上，收紧小腹，双臂前平举，目视手臂，身体左转，并保持髋关节稳定，既不要前倾也不要后倾，保持上身正直。左右各做6次，共做2组。

🍵 健康么么茶

## 办公室要经常开窗通风

对于成天忙于工作的都市白领来说,大部分时间都需要在办公室度过。尽管办公室每天都有专人打扫,看起来一尘不染,实际上空气中漂浮着大量污染物。所以,经常开窗户是十分必要的。

空气是维持生命不可缺少的物质。成人每次呼吸的空气为500毫升左右,在呼出的气体中,二氧化碳占4%,因门窗紧闭,二氧化碳将会更高,损害健康。因此,应做到每天定时开窗通风,保持室内空气新鲜。

有条件的写字楼,以每天早、中、晚三次各通风20分钟为宜。实验表明,每换气一次,可除去室内空气中60%的有害气体。改善办公室的空气质量不仅有益于健康,还可提高学习和工作效率。

尤其在春天雨水较多、湿度大时,气温开始回升,正是流脑、流感、百日咳等传染病的致病菌及病毒生长繁殖的时机。经常开窗,特别是晴天太阳光照入室内,不仅可降低室内湿度,改变细菌、病毒赖以生长繁殖的"安乐窝",而且太阳光中的紫外线还可直接杀死部分病菌,同时可减少办公用具的发霉,防止尘螨的滋生,减少过敏性哮喘的发生。

# 6.防治颈椎病的颈椎操

姿势:两脚分开与肩同宽,两臂自然下垂,全身放松,两眼平视,均匀呼吸,站坐均可。

**(1)双掌擦颈**

双手十指交叉贴于后颈部,左右来回摩擦100次。

**(2)左顾右盼**

头先向左后向右转动,幅度宜大,以自觉酸胀为度,做30次。

**(3)前后点头**

头部先向前点头再尽量后仰,前俯时,脖颈尽量前伸拉长,做30次。

**(4)旋肩舒颈**

双手置两侧肩部,掌心向下,两臂先由后向前旋转20～30次,再由前向后旋转20～30次。

（5）颈项争力

两手紧贴大腿两侧,两腿不动,头转向左侧时,上身旋向右侧,头转向右侧时,上身旋向左侧,做10次。

（6）摇头晃脑

头按左、前、右、后方向旋转,做5次,再反方向旋转做5次。

（7）头手相抗

双手交叉紧贴后颈部,用力顶头颈,头颈向后用力,互相抵抗5次。

（8）翘首望月

头用力左旋、并尽量后仰,眼看左上方5秒钟,复原后,再旋向右,看右上方5秒钟。

（9）双手托天

双手上举过头,掌心向上,仰视手背5秒钟。

（10）放眼观景

手收回胸前,右手在外,掌心相叠,虚按胸前,眼看前方,5秒钟,收操。

## 健康么么茶

### 冬季女性当心"皮靴病"

时髦的女孩们冬季都会穿上样式各异的高统皮靴,但穿高统皮靴可能会给健康带来麻烦。有些女孩长期穿着高统皮靴后,小腿下1/3处出现了轻度肿胀和小腿肚外侧疼痛,甚至足背处也感到疼痛,造成"腓浅神经压迫症"。此外,还有可能发生跟腱周围炎、腱鞘炎、脂肪垫炎和脚气病等。这些病症统称为"皮靴病"。

由于皮靴偏小穿着不适、靴腰过紧、靴跟过高等使足背和踝关节处的血管、神经受到长时间的挤压,给女性造成足部、踝部和小腿处的部分组织血液循环不良。同时,由于高统皮靴透气性差,行走后足部散发的湿气无法及时消散,这就给厌氧菌、霉菌造成了良好的生长和繁殖环境,从而易患足癣和造成足癣感染。

要避免高筒靴对人体所造成的危害,有关专家认为鞋跟的高度以3厘米为佳,高统皮靴的靴腰不宜过紧。可在回家后及时脱掉皮靴换上便鞋,以改善足部的血液循环。此外,晚上临睡前用热水洗脚,可以消除足部疲劳。

# 7. 锻炼颈椎的保健小动作

在办公室内做一些的颈部放松活动,可以改善颈部不适等症状。下面介绍的小动作,可以在工休时间,花上 10 分钟练习,松弛一下疲劳的脖颈,将有利于身体健康,预防颈椎病。

**动作一:颈部旋转**

身体呈立正姿势,双肩向上抖动 30 次,以放松肩部的肌肉,然后进行肩关节的旋转动作。之后,颈部向各方向慢慢旋转摆动,重复 10 ~ 20 次,以放松脖颈部肌肉。

**动作二:按摩风池穴**

用双手拿捏颈后部的肌肉,并可用拇指和食指点按风池穴(见 114 页),维持 10 秒钟。

**动作三:撑桌练功**

利用两张办公桌,两手撑着桌面,两足腾空,两臂支撑全身,头往后仰,坚持 5 秒钟。重复 3 ~ 5 次。

健康么么茶

## 消除自由基的饮食对策

众所周知,自由基是导致衰老的罪魁祸首。对于爱美的女性来说,对于自由基更是避之唯恐不及。在很多美容杂志中,自由基都被描述成青春和美丽的大敌。自由基是人体内氧化反应的产物,人体细胞和氧气结合后,不但产生维持生命所必需的能量,同时也会产生废弃的氧化物,这就是自由基。它源源不断地产生,又不停地参与到人体的各种生理和病理过程中去。自由基不但参与人体的衰老过程和许多酶反应,同时还会损害人体内的蛋白质、脂肪等,并导致许多细胞的癌变或凋亡。许多现代人难以克服的慢性病,都是与自由基分不开的,如癌症、心脏病、关节炎等。

要消除自由基,多吃富含维生素 C 的蔬菜和水果等具有抗氧化作用的食物是一个有效的办法。具有抗氧化功能的水果有樱桃、葡萄、苹果等,蔬菜有番茄、菠菜、韭菜、胡萝卜、芹菜等。另外,坚果和豆类也是不错的选择,如大豆、核桃、花生、腰果等。

## 8.办公室白领缓解腰椎不适感的招数

保持身体柔韧能够减少腰部损伤的机会。如果你对瑜伽有兴趣,并掌握一定基本功,不妨选择通过练习瑜伽等方式来增强身体的柔韧性,以缓解腰部肌肉紧张。下面就告诉你缓解腰椎不适的小招数有哪些:

### （1）养成贵族的端正姿势

贵族的一个重要特征是姿势永远端正、优雅。这种姿势训练不仅表现礼仪,对腰椎健康也很有帮助。让我们从每个姿势五分钟开始,逐渐养成良好的体态。

坐位训练:坐在有靠背的木椅上,髋部、膝部屈曲 90 度,腰椎和靠背之间尽可能靠紧,不留空隙。

站立训练:腰背部紧贴墙壁直立,以腰椎和墙之间伸不进手为原则,然后

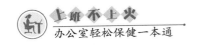
逐渐屈髋屈膝下蹲。

步行训练：头上顶一本书，保持腰椎垂直迈步前进，尽量不要让头上的书掉下来；或双手各平举一件较轻物品，腰椎保持垂直，迈步前进。

（2）保持恒定的体重

体重的增加不知不觉，而且脂肪最容易在身体中段堆积，所以我们常于不经意中在腰间发现一圈"轮胎"。这些赘肉就是腰上挂的沙包，既增加了腰椎的负担，又使腰椎深埋在脂肪之中，得不到锻炼而容易软弱。因此，保持体重在理想范围内并维持恒定是腰椎健康的基础。不要让赘肉成为腰椎"不可承受之重"。

（3）"大雁式"锻炼腰部肌肉

发达的腰肌和腹肌似乎是夹板，可以保持脊柱在任何运动、静止状态的稳定性，保护腰椎不会受到伤害。想要增加腰部肌肉力量可以每天做"大雁式"动作，具体做法：俯卧位，用力挺胸抬头，双手双脚向空中伸展，犹如大雁在飞。每次抬起动作要持续5秒钟，然后放松肌肉，休息3～5秒。每天可早晚各锻炼一次，每次做30个。这个动作可以很好锻炼我们的腰椎，但腰椎不稳和腰椎滑脱的人不适宜做此动作。

### 🍵 健康么么茶

#### 游泳有助锻炼腰背肌肉

游泳可以锻炼腰背肌肉，尤其是蛙泳对人体腰背部肌肉能起到很好的锻炼作用。蛙泳时人平卧在水上，脊椎不承受纵向压力，在不断换气过程中，腰椎和颈椎周围的肌肉不断运动，得到锻炼和加强。

长期游泳对增进腰肌，改善椎间盘突出会很有帮助，腰肌增强，不容易出现"闪腰"现象。

需要注意的是，动作不要太剧烈，应量力而行；游蛙泳、蝶泳两种泳姿可锻炼腰肌，但动作力度掌握不好反而会造成运动伤害。

# 9.办公族消除疲劳的小动作

办公室坐久了,各种不适症状纷纷来袭,这些不适通常是因为活动量不够,血液流通不畅,脑部供血不足造成的,想要远离这些困扰,不妨利用空闲时间做一些小动作,不仅能帮助你恢复苗条身材,还可以消除疲劳。

（1）颈部运动

缓慢柔和地向右转动头部,保持肩部不动。看身后的某一个目标,保持5秒后转回。再向左转,保持5秒。重复5次。要避免转动速度过快,以防拉伤颈部肌肉或产生眩晕感。

（2）手臂运动

将两手交叉按在肩部,缓缓地上下运动肘部,使手臂围绕肩关节旋转,每组做20次,连续做3组。可防止过劳引起的手臂酸麻。

（3）腿部运动

坐在椅子上,背部放松,靠在靠背上,慢慢伸直膝盖,抬起小腿,能够感觉到大腿两侧的肌肉在用力,两条腿可以交替做。坚持15秒,可帮助腿部肌肉放松。

（4）足部运动

两腿膝部并拢,身体处于端正坐姿,脚掌放于地面,尽量抬起脚后跟,像跳芭蕾舞般控制好节奏,使脚部有弹性地上下运动。身体尽量放松,具体的次数没有限制,只要自我感觉舒适便可。这个练习有助于缓解小腿肌肉紧张的状况,帮助加快足部血液循环。

## 健康么么茶

### 女性最好别在睡前洗头

由于白天工作繁忙,很多人喜欢晚上洗头或在早晨出门前洗头,但头发未干就睡觉或出门受冷风吹,会对健康造成威胁。

工作了一天后,疲劳会使身体抵御病痛的能力大大降低。晚上洗头,又不充分擦干的话,湿气会滞留于头皮,长期如此,会导致气滞血瘀,经络阻闭。如果在冬天,寒湿交加,更是身体的一大隐患。有些人经常在晚上湿着头发入睡,一段时间后,会觉得头皮局部有麻木感,并伴有隐约的头痛;有的人洗头后第二天清晨会觉得头痛发麻,容易感冒。年深月久,渐渐会觉得头顶明显麻木,伴有头晕、头痛。

早晨出门前洗头也是不可取的,尤其是在寒冷的冬季,因为头发没有擦干,头部的毛孔开放着,很容易遭受风寒,轻者也会患上感冒、头痛。若经常如此,还可能导致大小关节的疼痛,甚至肌肉的麻痹。

如果你有晚上或早晨洗头的习惯,一定要注意擦干再睡或者擦干再出门。女性在洗完澡后一定要注意擦干身体和头发,避免寒邪和湿气乘虚而入,罹患头痛、颈腰背痛,甚至引发一些妇科疾病。

# 二、腰酸背痛的日常保健小动作

生活中,我们经常听到办公族们会抱怨一整天的疲劳工作让人感觉腰酸背痛,其实,腰背部的不适很大程度上是由于久坐且缺乏运动而造成的。打从走进办公室起,坐在电脑前不挪窝地一直工作到下班。现在,这样的办公族比比皆是。

久坐使得整个躯体重量全部压在腰骶部,压力分布不均,会引起腰、腹、背部肌肉下垂或疼痛。另外,固定姿势或姿势不正确也可引起腰酸背痛。因此,除了要知道该怎么坐,坐的姿势要正确之外,抽空站起来做做小动作也是缓解腰背疼痛的好办法。

## 1. 能够舒展筋骨的小动作

长期坐在办公室里缺乏运动的上班族因为经常坐着,往往肩膀变得坚硬、腰酸、胳膊疼。为上班族设计的简易伸展运动,能改善因长期坐着而出现的健康问题。

动作一：

坐在椅子上，双手抱头部，双肘向脸部夹紧，同时随着双肘用力，自然将脸部向下，身体保持略微前倾，坚持30秒时间。这个动作能够解除颈部的疲劳。

动作二：

坐在椅子上，手指在背后完全交叉，接着掌心向外翻转，同时把双手伸直，尽量向后、向下伸展，这时你的双肩应该也是自然向后伸展的。坚持30秒，这个动作可以解除双肩的疲劳。

动作三：

坐在椅子上，双手向右后握住椅背，保持双脚掌贴地，这时腰部会自然向右伸展，同样的向左后握住椅背时，你的腰部会自然向左伸展。每侧坚持30秒，这个动作可解除腰部疲劳。

动作四：

站起来，将右手伸到背后，然后用左手去抓住右手手腕并向左侧拉，然后相反方向再做一次。这个伸展运动能够舒缓双肩的疲劳。

## 健康么么茶

### 不宜赤膊睡凉席

夏天天热，有些人喜欢光着膀子睡在凉席上。殊不知，这样对身体健康很不利。

赤膊贴席而睡，身上的汗液直接淌在凉席上，汗液中大量的盐分及有机物就会积存于凉席的缝隙之中，很容易滋生真菌。而人体体表皱褶处及背部的皮肤抗菌能力较弱，背部如整夜压贴在凉席上，细菌和真菌就很容易地通过毛孔或皮肤破损处，渗入毛囊及伤口，引起皮肤感染，为引发背部疮疖埋下隐患。

另外，赤膊而睡，如遇夜间骤冷或地面过于潮湿阴冷，第二天往往会造成落枕或腰背疼痛，也容易因受凉而感冒。最好在凉席上铺上床单再睡。

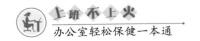

## 2. 预防腰背痛的保健操

（1）第一节：双手托天

预备姿势：分腿直立，稍宽于肩，手指交叉于上腹前，掌心向上。

动作：两臂上提至脸部，翻掌上托，抬头挺胸，掌心向上。两臂带动上体，向左侧屈一次，再侧屈一次。还原成预备姿势，重复上述动作，但方向相反。

（2）第二节：转体推掌

预备姿势：分腿直立，稍宽于肩，双手握拳于腰部。

动作：右手立掌向前推出，掌心向前，同时上体向左转90度，目视左后方，左手伸向左方，两臂成直线。 还原成预备姿势。

重复上述动作，但方向相反。

（3）第三节：叉腰旋转

预备姿势：分腿直立，两脚稍宽于肩，两手叉腰，大拇指向前。

动作：两手依次用力推动骨盆，作顺时针方向绕环一周。还原成预备姿势，按逆时针方向重复上述动作。

（4）第四节：展臂弯腰

预备姿势：分腿直立，两脚稍宽于肩，两手交叉于腹前，掌心向内。

动作：两臂前上举，抬头挺胸、收腹、眼视手背。两臂经体侧下落至侧平举，掌心向上。两手翻掌同时上体前屈。两臂体前交叉。两臂紧贴两耳，上体伸直还原成预备姿势。

（5）第五节：弓步插掌

预备姿势：直立分腿成一大步。双手握拳于腰部。

动作：上体左转成左弓步，同时右拳变掌向前上方插掌。掌心向左侧，大拇指与头顶相平。还原成预备姿势。换右侧重复做上述动作。

健康么么茶

## 开车族一定要了解的危险习惯

**危险习惯一：前胸口袋里装硬物**

很多男人喜欢将日常用品装在上衣口袋里，比如手机、钥匙、笔或名片夹之类。一旦发生事故，哪怕仅仅是紧急刹车，身体肯定会剧烈地向前冲，在安全带的作用下，人会被紧紧地勒住。安全带对身体的压力非常大，此时如果前胸口袋里装着手机等硬物，就很有可能发生肋骨骨折等不良后果。

**危险习惯二：系硬而细且带金属扣的皮带**

皮带位于腹部，正是安全带通过的地方。当事故发生时，细长的、带有金属扣的皮带会深深地压向腹部，这样会加剧损害内脏。

**危险习惯三：行李箱内乱放杂物**

通常车后方行李箱是"防撞溃缩区"，车子万一发生撞击，可吸收后方来车的撞击力，以缓解危险性。如果这里被堆得满满的，一旦发生事故，这些杂物在力的冲击下短时间内会变成"重磅炸弹"，直击驾驶者的后脑，后果不堪设想。

**危险习惯四：将头或身子探出车窗外**

开车时将头探出窗外吐痰是不文明的，而从开车的安全性来说，就更加令人担忧。在将头探出车窗外的一瞬间，如果从旁边疾驶而过一辆汽车，很可能使头部受到伤害。

# 3. 做四式运动可有助健腰

有资料显示，我国中青年人群中有 25％ 的人患有不同类型、不同程度的腰疾，老年人比例更高。由于腰部长期受寒、姿势不当、平衡失调，必将加大腰肌的张力，这部分肌肉就容易发生酸痛或疲劳。长期伏案工作，弯腰负重，腰肌长期紧张、疲劳容易产生撕裂伤，会引起反复腰痛。下面介绍的小动作可以锻炼腰背部肌肉，预防腰痛、后背僵硬等不适症状的发生。

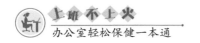

动作一：

站立，两脚分开，与肩同宽，双手十指交叉，放入脑后，做有弹性的向后展体动作 10 次。

动作二：

站立，两腿分开，与肩同宽，两手交叉放在脑后，做向前屈身的鞠躬动作 10 次。

动作三：

面对墙壁站立，下肢伸直，两只手扶住墙面，两腿交替向后做抬高踢腿动作，左右腿各做 15 次，并尽量提高抬腿的高度。

动作四：

背向墙壁站立，脚后跟距离墙壁约有一脚的距离。背部、臀部贴在墙面，做挺身后向后仰的动作，臀部离开墙面，反复做 10 次。

此外，如果办公族在日常工作中感到腰痛，也可常做扭腰的动作，只需要简单的站起来，两脚分开站好，全身放松，将上身向一侧转去，然后再向另一侧转，同时转的过程中保持两脚不要离地。这个小动作可在上下班的前后各做一次，还可根据情况将每天扭腰的次数逐渐增加。起初阶段可每天转 30 次，然后逐渐递增。

## 🍵 健康么么茶

### 晚餐不宜吃得过饱

晚餐比较接近睡眠时间，不宜吃得太饱，尤其不可吃夜宵。晚餐应选择含纤维和碳水化合物多的食物。但是一般情况下，晚餐是一天中最丰盛的一餐，忙碌一天的办公族们多是饱餐一顿。其实，这种做法并不符合健康理念。晚餐时，主食与副食的量都应适量减少，以免影响睡眠质量。

一般而言，晚餐尽量在晚上八点以前完成，晚餐食用肉类应适量，不可多进食肉类，以免给消化系统增加负担。晚餐后不要再吃任何甜食，否则的话，很容易伤肝。

## 4.缓解肩周炎学学"壁虎爬墙"

生活中细心观察不难发现一个现象,患肩周炎的病人多是肩臂活动多、并不耗力的非体力劳动者及女性。由于女性长时间背短带挎包极易引起颈部肌肉痉挛,造成两肩高低不对称。尤其是挎包较沉重时,长年累月地背单肩挎包,会引起脊柱的力学改变,严重的很可能形成驼背。下面介绍适合办公族锻炼的小动作,可用来防治和缓解肩周炎。

(1)双手爬墙:面向墙壁站立,双手或患肢上抬,扶于墙上,使双侧或患侧上肢尽量高举,达到最大限度时,在墙上作一记号,然后再徐徐放下上肢。反复进行,逐渐增加高度。长期坚持,对肩周炎的防治大有益处。

(2)体后拉手:自然站立,在患侧上肢内旋并向后伸的姿势下,健侧手拉患侧手或腕部,逐步拉向健侧并向上牵拉。

(3)体侧展臂:将上肢自然下垂,双臂伸直,手心向下缓缓外展,向上用力抬起,到最大限度后停10秒钟,然后上肢放回原处,反复进行。

(4)旋肩:自然站立,患肢自然下垂,肘部伸直,患臂由前向上向后划圈,幅度由小到大,反复数遍。

### 健康么么茶

#### 办公族消除大脑疲劳的饮食对策

现代社会,人们的生活节奏加快,竞争激烈,尤其在职场中面对压力,以致精神紧张、忧虑烦恼,人的大脑长期和过重地超负荷运行,就会降低或破坏生理功能,引发各种疾病。及时给大脑补充一些能提高情绪、消除抑郁、减轻压力的营养食物十分必要。

多吃富含钾元素的食品:人体缺钾会感到软弱无力,影响精力集中,钾元素这种电解质可帮助大脑神经介质正常有序地工作,确保大脑轻松。富含钾元素的食品有家禽、鱼、肉、牛奶、奶酪、粗粮、土豆、豆类、坚果、香蕉、荸荠、杏、柑橘等。

多吃富含色氨酸的食品。全麦面包可迅速地向大脑补充色氨酸等营养成分。色氨酸进入大脑后可提高神经介质血清素的水平,而神经介质血清素则被公认为具有镇静剂的功效。除全麦面包,蜂蜜、葵花子、银耳等含有色氨酸外,蛋、奶类、羊肉、鸡肉等食物富含优质蛋白质,而蛋白质的基本单位是氨基酸,是人体必需的营养物质。

多吃富含 B 族维生素和钙的食品。焦虑不安、郁郁寡欢、情绪不稳定等均与人体缺乏 B 族维生素密不可分,其次是钙元素。含 B 族维生素高的食物以鱼类最佳,多吃鱼对调节情绪大有益处,土豆、牛肉等 B 族维生素含量也较高。大豆、菠菜、花生、芝麻、冬苋菜、海带、虾、奶类等含钙量高,也是宜选用之食品。

# 5. 八种方法能轻松缓解肩背疼痛

上班族使用电脑每隔一小时应休息 5 ~ 10 分钟,做柔软操或局部按摩,同时养成规律运动习惯,针对肩颈、上肢进行拉筋及肌力训练,以增加柔软度及肌力。以下几种方法能帮助上班族缓解肩背疼痛。

(1)坐在椅子上,把左手掌垫在臀部下面,挺直上身,使上斜方肌被抻紧,这时右手从头顶上绕过置于左耳上方,轻轻把头部扳向右侧。练习完成后换另一侧。

(2)坐在椅子上,挺直上身,努力将肩胛骨向后收,感觉快要合拢在一块儿了,维持 10~15 秒钟,然后向前弓背,双手在胸前伸直,十指交叉,然后努力往前探,感觉到背部肌肉被拉紧时,保持 5 秒钟。

(3)站在门框下,左腿向前迈出,右腿后撤,成弓箭步姿势,左手大小臂成直角、大臂平行于地面、小臂贴于左边门框,这时略微向右扭转上身,感觉到左边胸部肌肉被抻紧,维持这个姿势,再换另一侧。

(4)慢慢地向前点头,尽量使下颌靠近胸部,感觉背部的肌肉尽可能地伸展。然后缓缓仰头,直到喉部的肌肉绷紧,重复 5 次。

(5)运动将两手交叉按在肩部,缓缓地上下运动肘部,使手臂围绕肩关节旋转,每组做 20 次,连续做 3 组。可防止因过于劳累而引起的手臂酸麻。

(6)将两只胳膊分别从前向后,或从后往前用力做绕脖子的动作,对于上班族来说,更是省时省力的运动方法。

(7)柔和而有力地向右转动头部,保持肩部不动。看身后的某一个目标,保持 5 秒后转回。再向左转,保持 5 秒。重复 5 次。注意,不可转动太快,以防损伤颈部肌肉或眩晕。

(8)在椅子上坐好,双膝分开等肩宽,腰背挺直,收缩腹肌,带动肩部向腰部弯曲,此时背部呈圆弧形。注意腹肌收紧时吸气,放松时呼气。共做 3 组,每组 5 次。

### 健康么么茶

## 腰肌劳损的日常预防保健

(1)工作时保持姿势正确,避免因姿势不正确造成腰肌劳损。对于办公族来说,尤其避免在不良体位下劳动时间太长,对单一劳动姿势者,应坚持工间锻炼。

(2)加强锻炼,提高身体素质,久坐工作的人,腰背肌肉比较薄弱,容易损伤,应有目的地加强腰背肌肉的锻炼,如做一些屈后伸、左右腰部侧弯回旋、仰卧起坐等动作,使腰部肌肉发达有力,韧带更强韧,增加关节灵活程度,减少关节损伤的机会。其次要注意自我调节,劳逸结合。

(3)日常运动或锻炼时注意动作幅度,避免跌、仆、闪、挫伤的发生。体育运动或剧烈活动时,要做好准备活动。

(4)注意控制体重,身体过于肥胖必然给腰部带来额外负担。

(5)不慎发生急性腰扭伤应积极治疗,悉心休养,避免转成慢性腰肌劳损。

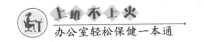
# 6. 让你远离背痛的小动作

背痛是不少办公一族的常见症状,最普遍的部位是在颈肩交接处,多数人可以在肩背部触到僵硬的筋结或条索状物,是病痛的发源地,对此,我们不妨经常做做下面的小动作,因为正确的锻炼方式不但可以帮助办公族预防背痛,还有利于改善全身状态,并对精神状态的提升大有裨益。

（1）钻天入地

两脚分开站立,与肩同宽,放松全身,两手伸直引领双臂上举,全身重心上移,尽量向上升举,同时要收腹抬头,头部向上仰望天花板,然后两手伸直引领双臂,做弯腰向下的动作,双手手指尽可能接近地面,用力向下拉伸。

（2）昂首挺胸

两脚分开与肩同宽,全身放松站立,十指交叉,两手手掌向外,做翻掌动作,尽量抬头,保持挺胸姿势。

（3）勾肩搭背

两脚与肩同宽,全身放松站立,一只手从肩上勾在同侧肩后,另一只手从下往上背搭在对侧的肩胛骨上,两手尽量相接,这个动作可采用循序渐进的方式练习,不必勉强,开始比较困难,可逐步在锻炼过程中增加难度,左右两侧交替进行。

（4）大鹏展翅

两只手尽量抱紧对侧肩膀,然后像大鹏展翅一样将上肢尽可能向后展开,可重复10次。

## 健康么么茶

### 宜吃五豆滋补五脏

我国传统饮食讲究"五谷宜为养,失豆则不良",意思是指五谷是有营养的,但没有豆子就会失去平衡。现代营养学也证明,每天坚持食用豆类食品,可以减少体内脂肪含量,增加免疫力,降低患病的概率。其实,人们经常吃的五种豆有着各自的功效。

·红豆补心：红豆还含有较多的膳食纤维，具有良好的润肠通便的作用。

·绿豆补肝：绿豆味甘，性凉，是清热解毒、去火的常备食品。常食能帮助排泄体内毒素，促进机体正常代谢。

·黄豆补脾：黄豆富含皂苷，能刺激分泌消化脂肪的胆酸，具有促进消化吸收的作用。适用于面色无华、身体羸弱之人食用。

·白豆补肺：白芸豆有皂苷、尿素酶和多种球蛋白等成分，具有提高人体免疫功能的作用。

·黑豆补肾：黑豆含有许多抗氧化成分，特别是异黄酮、花青素都是很好的抗氧化剂，能促进肾脏排出毒素，具有强筋健骨、安神明目的功效。

# 7. 防腰椎间盘突出小动作

腰椎间盘突出的发生与腰肌力量有很大的关系，腰肌力量的均衡是脊柱稳定的保证，可以将腰肌看作为是腰椎间盘的卫兵。因此，下面为办公族们介绍几个保护腰肌的小动作：

（1）动作一：后仰

自然站立，两脚分开与肩同宽，双手叉腰，深呼吸，腰部向前，同时头和胸尽量向后仰。第一次做这个腰部前挺、头、胸后仰的动作，不可幅度太大，以免腰部力量不足造成身体重心不稳而摔倒。动作以眼睛目光能看到头顶正上方为佳。然后，让身体缓慢回复原位并休息30秒。每次可根据身体状况练习10～20次。这个动作主要能够锻炼腰部肌肉力量，增强腰肌对腰椎的保护。

（2）动作二：转身

自然站立，双手叉腰，上身缓慢地左右旋转20次。转身时以腰部主动用力为主，肩关节不要向前甩动用力，以免造成肩部牵拉腰肌损伤。旋转时动作可缓慢进行，旋转角度不要超过45度，在肌肉和关节正常活动范围和可承受的强度内进行练习。

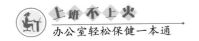
（3）动作三：弯腰

身体保持站立位，弯腰，双臂自然下垂，双手尽量够脚尖，或采用双手手指交叉，反掌向下，整个动作过程中，尽量保持膝关节绷直不要打弯，反复进行10～20次。

### 🍵 健康么么茶

#### 女性预防头屑的细节

头屑是最常见的头发问题，在日常生活中预防头皮屑应从平时细节入手。

充足睡眠、乐观心态、适量运动锻炼都能有利皮肤，即包括头皮的健康。此外，放松身心，尽量解除自身焦虑、紧张情绪对防止脱屑大有裨益。

饮食上，海带、紫菜、鲜奶、豆类、水果等能起到润发作用的食物平时应多吃；清热去毒的食物也应多吃；而那些刺激性食物及煎炸的食物要少吃。

煎炸、油腻、麻辣、含酒精及咖啡因等食物会刺激头皮增加头油及头皮的形成。

尽量避免染发。由于染发剂会损伤头发，引起头发断裂，还会刺激头皮细胞，招致头屑增多。

洗头勿将洗发水直接倒在头上，因未起泡的洗发水会对头皮造成刺激，加剧头皮屑出现，应倒在手中搓起泡再搽在头发上。

要使用温水洗头，水过热会刺激头皮油脂分泌，令头油更多；水温过低会令毛孔收缩，污垢不好清洗。

## 8.背部疼痛要做的健身操

（1）背部体操

就算是坐在办公桌前，也可以做下简单的背部体操，动作的重点是腰至背部要像猫一样弓起来。只要一觉得背部有点酸，或是觉得有点疲劳，马上就可以做做看。伸展背肌与腹肌，可以减轻背部的疼痛或疲劳。

（2）腹肌的训练

头垂下，两手握住椅子的两侧往上提。这时下腹部用力，将身体弓起，保持这个姿势，停止呼吸 3～5 秒，再慢慢吐气，头抬起。这个动作做 5 次。

（3）臀部与大腿内侧的伸展

椅子坐满，背部贴紧椅背，一只脚踏在椅子上，两手抱住膝盖，吸气，呼气时将脚往胸部靠，停 5 秒左右，脚放下，这个动作左右各做 5 次。

（4）望肚脐运动

椅子坐前 1/3，双手叉腰，背部稍微弓起，下腹部用力，头垂下，眼睛看着肚脐的位置，一次持续约 10～15 秒，连续做 5 次，这可以减轻背部的疼痛或疲劳，当然也能预防背痛。

（5）腰椎归位运动

两手放在小腹，下腹部用力，将身体弓起，停止呼吸约 3～5 秒，再慢慢吐气，将身体挺起。这个动作做 5 次，可以矫正腰椎的扭曲及骨盆的倾斜，也可以强化腹肌。

（6）敬礼运动

坐在椅子上，双手抱胸，两脚张开比肩膀稍宽，膝盖弯曲呈 90 度，吸气，慢慢吐气，上半身往前倾，停 5 秒。这个动作可以伸展背肌与臀部的肌肉。

## 健康么么茶

### 用护肤品应区分季节

随着季节的变化，环境的温度、湿度都会有所改变，人的皮肤特点也会因此发生微妙的变化。不能小看这微妙的变化，在护肤品的选用上，不同的皮肤特点决定了不同的护肤重点。

春季阳光照射逐渐增强，紫外线增多，空气中的花粉等漂浮物和细菌也增多，正是容易出现晒斑、光斑、接触性皮炎、荨麻疹等照射性和过敏性皮肤病的季节。此时的防护重点就是要保持皮肤的清洁，并防止过量的紫外线照射。

夏季相对春季来说，皮肤防护重点应当更多地放到防止日光暴晒上，避免灼伤皮肤，因此在护肤品的选用上要选择防晒效果好的产品。

秋季皮肤不宜缺水。秋风燥烈，皮肤的毛孔、汗腺收敛，皮脂分泌缓慢，皮肤会逐渐变得干燥，甚至导致粗糙、皲裂。因此，在秋季，应当选择保水效果好的护肤品。

冬季最应当注意的是皮肤的保暖。冬季寒风凛冽，如果不注意保暖，皮肤就会更加干燥，血流和新陈代谢减慢，会导致皮肤干裂、瘙痒，甚至出现冻疮。因此，冬季护肤应当把防寒放在首位。

# 9.久坐族的日常保健小动作

久坐的办公室白领，更加需要偶尔的运动来塑造体型。比如：他们会后背时常酸痛，颈部容易僵硬，两条腿偶尔会出现水肿现象，头部缺氧造成哈欠不断……这时，小动作一样可以解决大问题，只需要几分钟，就可以给你一个舒展、轻松、舒适的体态。

（1）动作一：跳跳绳

做徒手跳绳动作，手脚动作要配合协调，坚持一分钟左右。此动作可活络气血，加快血液循环，改善疲劳状态。

（2）动作二：踢踢腿

上肢摆臂，下肢伸直，脚尖绷紧，尽量与下肢成一直线，尽量踢高一些，就像操练时的正步走动作。

（3）动作三：拍拍肩

腰部转动和拍肩相结合，右手掌拍左肩，腰向左转，另一手背拍腰骶部的动作，反之亦然。因肩部有肩井穴，拍打此穴可起到疏通气息、行气活血作用。

（4）动作四：扭扭腰

准备姿势为双手叉腰，拇指在前，其余四指在后，胯部向右、向左扭动，随后可做顺时针或逆时针转动动作，转动要缓慢有力。

（5）动作五：整理运动

用手指当梳，用指甲背面梳头，由前向后梳30～50下，然后拉耳朵，拉耳尖5次，再拉耳垂5次，最后摩擦最外侧的耳轮20～30次。再用双手掌从腰部开始拍打到脚后跟，再从小腿内侧到肚脐两侧，拍打2～3次，全套动作结束。

### 健康么么茶

## 腰肌劳损的主要表现

（1）腰部外形及活动多无异常，也无明显腰肌痉挛，少数患者腰部活动稍受限。疼痛症状时轻时重，并产生腰椎畸形，严重者须拄着拐杖行走，甚至卧床不起。

（2）不能坚持弯腰工作。弯腰过久则疼痛加重，直腰困难。常被迫时时伸腰或以拳头击腰部以缓解疼痛。

（3）腰部有压痛点，分布广泛，多在骶棘肌处，髂骨肌后部、骶骨后骶棘肌止点处或腰椎横突处。以棘突两侧、腰椎横突及髂后上嵴最为多见。痛与麻通常放射至膝部，很少到小腿与足部。

（4）长期反复发作的腰部酸痛或胀痛，有的表现为刺痛或灼痛。

（5）劳累时加重，休息时减轻；适当活动和经常改变体位时减轻，活动过度又加重。阴雨天和潮湿、寒冷气候时可使症状加重。

（6）经过化验检查无特异，X线可排除骨疾病，或仅有结构缺陷，多无异常，少数可有骨质增生或脊柱畸形。

# 10. 肩背部锻炼的日常小动作

我们介绍一套肩部锻炼的小动作，对缓解肩部不适很有效。最好每天做一遍，大概需要6分钟。

（1）上下耸肩运动

两足分开而立，约与肩宽，两肩尽量上提，使脑袋贴在两肩膀之间，稍停片刻，肩膀突然下落。做8～10次。

（2）背后举臂运动

两臂交叉并伸直于后，随即用力上举，状似用肩胛骨上推头的根部，保持两三秒钟后，两臂猛地落下，做1次。

（3）叉手前伸运动

屈肘，十指交叉于胸前，两手迅猛前伸，同时迅速向前低头，使头夹在伸直的两小臂之间。做5～10次。

（4）叉手转肩运动

十指交叉于胸前，掌心朝下，尽量左右转肩。头必须跟着向后转，注意保持开始时的姿势，转动幅度要至少达到90度，左右交替。做5～10次。

（5）前后曲肩运动

先让两肩尽量向后弯曲，状如两肩胛骨要碰到一起似的。接着用力让两肩向前弯曲，如同两肩会在胸前闭合似的，并使两只手背靠在一起。做5～10次。

（6）前后转肩运动

曲肘呈直角，旋转肩部，先由前向后，再从后向前，旋转遍数不拘。

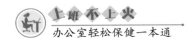 健康么么茶

### 肩痛并非都是肩周炎惹的祸

不少人在生活中都有过肩痛的经历，我们经常容易将肩痛的发生归结于自己患上了肩周炎。

肩袖是四根肌腱的统称，它们呈袖状包绕肱骨头，主要功能是帮助肩关节的运动和稳定。肩袖急性损伤常见于提拉重物、摔倒时肩部支撑、肩部被外力牵拉等。如公共汽车上手扶拉杆站立，突然遭遇急刹车，就有可能造成肩袖损伤。另外长期肩膀过度用力也会引起肩袖慢性劳损。

肩袖损伤主要表现为肩外展上举时疼痛，如让患者进行"爬墙"等功能锻炼，或人为地强行牵拉，可造成肩袖撕裂口增大。因此针对不同的疾病要采取相应的治疗。

# 三、手脚肿胀的日常保健小动作

手是人体最灵活的部位,完成各种工作都离不开手的参与。办公族们每天与电脑为伴,或是低头伏案写字都需要手来完成,因此,不少人一整天下来,手腕酸痛是常有的事。需要做精细工作的办公族对手的呵护和养护尤为重要。

不少人由于久坐,下肢及脚部的血液循环较差,导致出现不适症状,严重者更是出现类似"经济舱综合征"的症状。

因此,对于办公族来说,手脚的呵护同样不可忽视,当出现不适时应及时加以调整,在工休的片刻时间中,不妨练习一下保健小动作。

## 1. 办公族的手掌保健小动作

（1）拍击手掌

具体方法:

将双手手掌合起来拍击,发出"啪啪"的声音,先将双手向上方伸展,拍手6次。然后把向上伸展的双臂放在与头颈成90度的部位,再拍击6次。拍击时,手腕要用力伸展,尽量双手对齐。手掌合上时,尽量让手掌以及手指互相贴合,中指和中指紧紧贴在一起,能刺激到手掌上的尽可能多的部位。

（2）搓鱼际

具体方法:

用一只手使劲搓揉另一只手的大鱼际,两侧交替进行,约5～10分钟,以局部发热为止。摩擦大鱼际会使手掌变暖,加快血液循环,增强内脏血液循环速度,增强新陈代谢,行气运血。

通过对拇指指根部的大鱼际的揉搓可改善体质,抗感冒,抗疲劳。

（3）勾拉手指

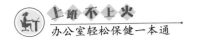

具体方法：

把双手的各个手指相互勾拉，手指根部用力，勾拉大约 3 ～ 6 秒钟之后松开，反复进行。双手勾拉的力度适中，要用指根部相互牵拉，而不是用指头，这样才能刺激整个手指和其上的反射区和穴位。

左右手交替勾拉，可增强内脏功能，行气活血。因五指分别与人体的不同内脏器官相连，通过勾指可刺激手指部位的反射区。

**知识延伸阅读**

大鱼际是指拇指根部手掌上肌肉发达的部位，经常锻炼大鱼际能使人精力充沛。

手掌心是人体许多脏器反射区之所在，拍手掌可宁心醒脑，有助于增强心脏功能，开发大脑潜力。对白天精神萎靡不振、记忆力不佳、注意力不集中等有良好效果。

## 健康么么茶

### 中性皮肤也需护理

中性皮肤是指 pH 值在 5.0 ～ 5.6 之间的皮肤，不油不干，富有弹性，色泽红润，是一种理想的健康的皮肤，既美观又不易老化。不过如果因此认为中性皮肤就不需要护理，则是一种偏颇的认识。

这是因为，中性皮肤虽然自身油脂的分泌恰到好处，但是其肤质却容易受到季节与气候的影响，随着气候的变化而变化，在夏季的时候往往会偏于油腻，而在冬季则会偏于干燥，在极端的气候条件下尤其容易受到伤害。因此，中性皮肤其实更需要精心的呵护，在日常生活中应当根据气候情况选择合适的皮肤保养品。

对于中性皮肤的女性来说更需要皮肤保护，平常除使用适当的护肤产品外，还应当尤其注意夏季防晒、冬季防风，时刻保持皮肤的水分和营养。还要注意充足的睡眠和愉悦的心情，保持皮肤的松紧适度。

## 2. 三分钟的健脑手部小动作

双手能够完成各种各样复杂细致的工作,对于办公族来说,对于手部的保健必不可少,日常生活中,不仅要注意对手的防护,减少不良因素对手的刺激,另一方面也要加强对手的锻炼。下面就介绍几个有健脑效果的手部小动作,在放松大脑的同时也让手部获得锻炼。

(1)旋转拇指:如果感到体力不足,不妨试着让拇指做 360 度旋转。旋转时必须让拇指的指尖尽量画圆形。起初也许会感到不顺,但反复进行几次以后,拇指就会有节奏地旋转,而且让人觉得心情舒畅。一般让拇指按顺时针的方向及逆时针的方向各自旋转 1 ~ 2 分钟即可。

(2)自我握手:这是一种最简单的养生方法。左右手掌靠拢在一起交替对握,关键在于右手拇指要有意识地用劲抓住左手的小鱼际肌,左手拇指抓住右手的小鱼际肌。紧握 3 秒钟后双手分开。左右相互紧握 5 ~ 6 次。

(3)手指交叉:当感到大脑反应迟钝、注意力不集中时,不妨把双手手指交叉地扭在一起。一只手拇指在上交叉一会儿后,再换成另一只手拇指在上。然后将手指尖朝向自己,并使双手腕的内侧尽量紧靠在一起。反复进行几次。

### 健康么么茶

#### 办公族熬夜时应保护肝脏

工作繁忙造成不少办公族成了熬夜族的代表,如果你不得以需要熬夜,就应当让充足的营养保护自己,让熬夜对身体的伤害减到最小。尤其,保护肝脏机能是熬夜族应该要注意的。

如果熬夜需要时刻盯着计算机屏幕,更要注意保护视力。熬夜族体内维生素A、B族维生素、维生素C、维生素E的需求量会增加。若有不足,会增加疲劳的感觉,并增加健康的磨损。

需要熬夜的晚上,晚餐时就应多吃富含B族维生素的食物,如全谷类、动物肝脏、瘦肉、豆类及新鲜蔬果。如果要加餐,也可以选用含B族维生素丰富的食物,如以牛奶、酸奶、全麦面包为主。

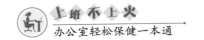
## 3.防"鼠标手"一定要会的小动作

长期使用电脑键盘和鼠标,可能会与一种称为"腕关节综合征"的疾病挂上钩,出现食指或中指疼痛、麻木和拇指肌肉无力感,发展下去可能导致神经受损,进而引起手部肌肉萎缩。问题出在每天重复在键盘上打字或移动鼠标,手腕关节长期、密集、反复和过度活动,导致周围神经损伤或受压迫,使神经传导受抑制,从而造成手掌的感觉与运动发生障碍。

另外,肘部经常低于手腕,而手高高地抬着,神经和肌腱经常被压迫,手就会开始发麻,手指失去灵活性,经常关节痛。

手指频繁地用力,还会使手及相关部位的神经、肌肉因过度疲劳而受损,造成缺血缺氧而出现麻木等一系列症状。一般女性发生"鼠标手"比男性多,主要是女性手腕通常比男性小,腕部正中神经容易受到压迫。

以下几个小动作有助于手腕放松,不妨多练习一下。

(1)双臂松弛放在两侧,身体直立。右臂向前伸直与肩呈水平状态,手掌朝上,手指分开并指向地面。手指及手腕向上移动,同时逐渐握紧拳头,屈腕使拳头指向自己。

(2)弯曲肘关节并使拳头指向肩部。将上臂向外旋转,仍保持屈肘及握拳姿势,将头逐渐转向拳头。依次伸直肘关节和手指,使手指指向地面,缓慢将头转向对侧肩部。(再换左上肢重复同样动作)。

(3)双上臂与肩水平,手背相贴,手指伸直指向地面。双手翻向上方,手掌及手指紧贴,手掌及肩部往回收。

(4)手掌及手指仍然紧贴,双手放置在头上方。双手逐渐移向头部后方,肩关节同时向后移动。

(5)双上臂向外伸直与肩关节水平,握拳并使腕关节弯曲。

(6)双上臂逐渐放下至躯干侧方,并伸向身体后方,手指尽量向上,下颌向上抬起。双上臂松弛,放在躯干侧方,轻轻抖动手。

## 健康么么茶

### 防晒用品不是 SPF 值越高越好

有些人在选购防晒用品时,一味地追求高 SPF 值,认为 SPF 值越高,防晒用品的效果就越好。这其实是一种误区。

SPF 是防晒指数(Sun Protection Factor)的缩写,是表示防晒程度的标准指数。根据 SPF 值的定义,当防晒用品的 SPF 值达到 2～4 时,就可以保护皮肤不被晒伤,而 SPF20 可抵挡 95% 的紫外线。从这个含义上看,SPF 值越高,防晒用品的防晒能力就越高。但是,应当注意的是,这并不表示这种防晒用品就最好。这是因为,要达到高 SPF 值的效果,防晒用品中就必须增加紫外线吸收剂等含防晒成分的物质,而其中很多物质是会对皮肤造成刺激性伤害的。使用这种防晒用品,在提高了防晒效能的同时,也会增大皮肤受到高刺激原和过敏原伤害的可能性,很多人长期使用这种防晒用品,皮肤会变得粗糙、起疙瘩、发痒,甚至造成深层的病变。

因此,并非 SPF 值越高,防晒用品的效果就越好。选择防晒用品,一定要根据自己的实际需要和日晒情况,不宜盲目。

## 4. 跺跺脚能缓解腿抽筋

每个人都有过在过度运动时或游泳时水温过低,导致出现小腿抽筋的现象。不少办公族在长时间久坐后也会发生腿抽筋,因为久坐可使小腿血液循环减慢,导致二氧化碳堆积、肌肉缺氧,引发痉挛。下面就介绍几种常用的能迅速解除痉挛的方法:

(1)交替跺脚法

坐在椅子上,两脚踏地轮流交替用力跺脚 15～25 次,可显著改善小腿部的血液循环,增强代谢功能,缓解和消除小腿疼痛和抽筋。

(2)脚背上跷法

当痉挛时,脚背要用力往上跷至最大幅度,并固定在此位置上。一般在 30

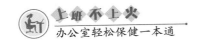
秒钟内即可解除痉挛,然后保持脚背上跷位置约3分钟,以巩固疗效。脚背用力上跷的方向是抗痉挛方向,因此开始阶段疼痛仍会剧烈,这是正常的,过一会儿之后即可迅速缓解。

（3）按揉小腿法

用手掌根按于小腿内外两侧,掌根相对用力,并按揉腓肠肌部（即小腿肚处）,时间约为2分钟。作用是舒筋活血,减轻痉挛解除后的小腿部胀痛。

（4）按揉跟腱法

用一手拇指依次按揉小腿上承筋、承山二穴（承山穴在足跟与腘窝连线中点,承筋穴在腘窝与承山穴连线中点）和跟腱,时间分别为1分钟。作用是理筋通络,缓解小腿抽筋后的余痛。

**知识延伸阅读**

抽筋的专业名称叫肌肉痉挛,是一种肌肉自发的强直性收缩。人们常见的腿抽筋其实就是小腿肌肉痉挛,表现为小腿肌肉如腓肠肌突然变得很硬,疼痛难忍,可持续几秒到数十秒钟。在肌肉收缩过程中,钙离子起着重要作用。当血液中钙离子浓度太低时,肌肉容易兴奋而痉挛。

**健康么么茶**

## 吃饭不一定"趁热吃"好

"趁热吃"是我们经常在饭桌上会说的一句客套话,从刚出锅冒着热气的面条,到热乎的饺子,还有热气腾腾的火锅,中国人的饮食习惯一直离不开"热"这个字。

其实,过热的饭菜对牙龈和牙齿有害处,会引起牙龈溃烂和过敏性牙痛;其次,烫食会破坏舌面的味蕾,影响进食者的味觉神经,使人的口味越来越重;食道里面是一层黏膜上皮层,既薄又软,直接同食物接触,因此最容易受到各种食物的刺激,如果进食过于粗糙、过热过烫的食物,就会损伤或烫伤食道黏膜上皮,使之发生破损、溃烂、出血等问题,长期受损就容易发生癌变。

吃饭的时候,可以用嘴唇感觉饭菜有一点点温,但不觉得烫口,也不觉得凉,就是最适宜的。

# 5. 女性每天必做的美臂运动

手臂是活动最激烈的部位,但手臂伸展方向的特点,使得手臂内侧的肌肉比较容易松弛,因此女性的手臂部位更容易堆积脂肪,如果想要锻炼手臂肌肉,不妨在办公室经常做做下面的动作,这样可以使手臂肌肉更结实。

(1)大臂的锻炼

坐在椅子上,身体上身保持直立,左手掌心向上,紧握一本书,向前平伸,右手放在左侧的大臂上,左侧大臂保持不动,小臂做有节奏的屈伸运动,连续做 10 次,然后换右手完成相同动作。

(2)小臂的锻炼

双脚分开站立,单手紧握一只塑料水瓶,另一只手自然放松下垂。单手举起塑料水瓶至前额位置,小臂与大臂呈 90 角,保持姿势 10 秒钟;然后把手上举伸直,另一只手放松,保持姿势 20 秒;回到原位,换手做相同动作。每天左右手各做 20 次。

(3)锻炼手臂内侧

用右手按摩左肩,并有节奏地耸左肩,然后右手一直按摩至左侧大臂部位,注意按压手臂内侧肌肉,每次按摩 15 ～ 20 秒。

## 夏季出汗多要补钾

夏天闷热难耐,湿度大,不少人更是稍微动动就是汗流浃背。出汗就会流失水分,于是很多人首先想到了补水。不过,随汗液流失的,除了水,还有人体健康必需的钾。

钾是人体内重要的营养成分,也是重要的电解质,主要储存于细胞内,对维持体内酸碱平衡和渗透压、细胞的新陈代谢、神经肌肉的兴奋性起着十分重要的作用。热天防止缺钾,最安全有效的方法就是多吃富钾食品,主要有豆类、蔬菜、水果等。豆类中以黄豆含量最高;蔬菜中含钾最多的是菠菜、土豆、山药、芹菜、莴苣等;水果中以香蕉、橘子含钾量最高。

# 6.电脑族的手部锻炼法

**（1）模拟弹钢琴**

将五指张开,并将手置于水平面上,每次抬起一根手指,逐渐加快速度。然后换另一只手,来回做练习。练习时找到一定的节奏,并试着尽可能地加快速度。

**（2）触摸掌心**

伸展开手指,每次用一根手指去触碰掌心,同时保持其他手指尽可能伸直,这会有助于协调性。

**（3）握紧双拳**

伸出双手,让手臂与肩齐平,曲肘让前臂向上。不要收回双臂,让两边肩胛骨向内运动,停留片刻。然后握紧双拳,从一数到五,屈指紧握片刻,松开。

**（4）手指弹空**

把你的拇指和要练习的第一根手指放在一起,做出一个要弹手指的姿势。做了几次练习之后你可以换另一根手指,然后按顺序一直练习到小指,最后回到一开始,重新再做一次。

同样记得要练习你的大拇指,不同的是记得把你的大拇指放在其他的手指里面,而不是让其他手指放在大拇指的里面。

保持弹手指的基本姿势但不把手指弹出去,然后将需要练习的手指尽量向外伸展,保持一小段时间。

🍵 健康么么茶

## 上班族女性的饮食策略

（1）不要过多摄入脂肪

女性要控制总热量的摄入,减少脂肪摄入量,少吃油炸食品,以防超重和肥胖。如果脂肪摄入过多,则容易导致脂质过氧化物增加,使活动耐力降低,影响工作效率。

（2）不要减少维生素摄入

维生素是维持生理功能的重要成分,特别是与脑和神经代谢有关的维生素 $B_1$、维生素 $B_6$ 等。这类维生素在糙米、全麦、苜蓿中含量较丰富。另外,抗氧化营养素如胡萝卜素、维生素C、维生素E,有利于提高工作效率,各种新鲜蔬菜和水果中其含量尤为丰富。由于现代女性工作繁忙,饮食中的维生素营养常被忽略,故不妨用一些维生素补充剂,来保证维生素的充足水平。

（3）不可忽视矿物质的供给

女性在月经期伴随着血红细胞的丢失还会丢失许多铁、钙和锌等矿物质。因此,在月经期和月经后,女性应多摄入一些钙、镁、锌和铁,以提高脑力劳动的效率,可多饮牛奶、豆奶或豆浆等。

（4）不要忽视氨基酸的供给

现代女性不少人是脑力劳动者,营养脑神经的氨基酸供给要充足。脑组织中的游离氨基酸含量以谷氨酸为最高,其次是牛磺酸,再就是天门冬氨酸。豆类、芝麻等含谷氨酸及天门冬氨酸较丰富,应适当多吃。

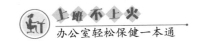

## 7. 上班族驾车间隙的手指保健操

驾车上班的你,可以利用停车间隙或休息时间,因地制宜地做做手指保健操,不仅可以锻炼手指的灵敏度,而且有健脑和健身的作用。

(1)坐姿,双手胸前平举,手心向下,五指分开。用力握拳2～3秒钟,然后松开,放松手腕,抖腕,重复4～6次。

(2)坐姿,双手胸前平举,手心向下,右手握拳然后松开,同时左手握拳然后松开,两手交替进行,重复20次或更多,逐步加快速度。

(3)坐姿,合掌,手指交叉屈指,交替弯曲和松开手指,重复20～30次。

(4)坐姿,双手下垂,手指分开,置于凳面上,在30~60秒钟内,轮流用左、右手手指有力地叩击凳面,然后双手手指同时叩击。

(5)坐姿,双手内屈,用大拇指轮流接触食指、中指、无名指和小指,动作速度和用力逐步增加,重复15~20次。

(6)坐姿,双手胸前平举,手心向下,手指分开,手掌外翻向前,还原,重复15~20次。

(7)坐姿,双手侧举,屈肘,手腕放松,自然下垂,双手抖动,屈伸手腕,重复15~20次。

### 健康么么茶

#### 驾车族须防被关节炎攻击

逐渐拥挤的道路显示了一种现实情况:有车一族正在不断增加。不过,在您享受汽车带来便捷的同时,是否想到,它还会带来关节问题呢。有关专家提醒,由于开车需要长时间固定在一个位置,关节很难活动开,所以驾车族们很容易成为关节炎的"攻击对象"。驾车一族预防关节炎是很必要的。在驾车的过程中,可从以下几个方面进行预防。

首先,关节炎的形成与空气湿度有很大关系。当周围温度过低,空气潮湿时,会很容易形成关节炎。因此驾车时,既要考虑车里的通风情况,又要把握好车内温度,温度太低时,要调节车内暖风。

其次,当踩踏板距离、背部倾斜不合理时,容易令脊椎生理曲度不正常,形成腰椎关节炎,或腰椎间盘膨出。所以保持腰板挺直的良好坐姿很重要。身体不要长时间朝一个方向倾斜,驾驶一两个小时后休息一下,调整驾驶座位,弯腰、踢腿、做深蹲五六次。还可自我按摩腰肌,用指掌横向或纵向推腰肌各30次左右。

再次,开车时颈部肌肉会长时间处于紧张状态,容易发生痉挛,或使颈椎关节发生错位,可能形成颈椎关节炎。驾驶者在开车间隙,如等交通灯时,头部向左右各转10次左右,可有效预防颈椎病的发生。

# 8. 手部自我保健的小动作

长期运用手部的上班族中,不少人从事文字工作或天天与电脑形影不离。在紧张工作的同时,应该特别注意手部锻炼。有空时不妨试试手部锻炼八法:

（1）对压转腕

这一锻炼可以舒筋活络、宽胸理气、清新头脑。

屈肘,双手当胸,拇指在内,十指相对,以螺纹面相接触,做有节奏的推压,幅度由小到大,可做4～8次。然后十指相叉,各指自然夹持,不要用力。转动腕关节4～8次。

（2）叉压动腕

这一锻炼可以舒筋活络,滑利关节。

双手平行,手心向下,两手指尖朝上,相互交叉入指缝中,至各指缝与手指紧贴,以肘、腕稍用力,压指、压手背,使手指的近节、中节、远节、掌指关节及腕关节有节奏地背屈。

动作要和缓,不要用爆发力,幅度由小到大,自然呼吸。每次做4～8次。然后两掌相对,保持叉指状态,各手指自然夹紧,不要用力,活动腕关节4～8次。

（3）擦掌热背

这一锻炼可以活血化瘀、滑利关节、健脑安神。

双手掌相对用力擦热,再擦热手背。

（4）切按指尖

这一锻炼可以醒脑安神、滑利关节、活血化瘀、宽胸理气。

以一手拇指指甲缘轻轻切按各指尖端,每指8次,左右交换。也可相互撞击各指尖8次。

**（5）捻拔十指**

这一锻炼可以滑利关节、活血化瘀。

以左手拇指、食指捻搓右手各指并稍用力拔伸,各1遍。左右交换。

**（6）松指甩腕**

这一锻炼可以活血化瘀、滑利关节、健脑安神、消除疲劳。

双臂肘关节自然屈曲,腕、掌、指各关节放松,腕关节自然下垂,然后有节奏地上下甩动腕、掌、指关节4～8次。

**（7）弹伸十指**

这一锻炼可以益气活血、健脑益智。

手握空拳,依拇指、中指、无名指、小指的顺序,依次弹伸。弹伸拇指时,可以食指压之;弹伸其他各指,均以拇指压之。左右手同时进行。力量由小到大,速度均匀和缓,自然呼吸。连续做4～8次。然后双手紧握拳,用力快速弹十指,十指尽量背屈,呈荷叶掌。如此,连续4～8次。

**（8）虎口相交**

这一锻炼可以通络和血、健脑益智。

两手拇指、食指张开呈十字交叉状,左右手相对,两手稍用力同时做一正一反、一反一正方向的有节奏的虎口对撞,可连续做8～16次。

### 🍵 健康么么茶

### 女性每天一定要做的睡前瘦身操

晚上睡觉前,做做瘦身操,不但能够减肥瘦身,而且还有利于睡眠。

动作要领:仰卧躺在床上,两脚并拢慢慢抬起,抬到与身体成90度时慢慢放下（膝盖不可弯曲,肩膀和手臂不可用力）,在离床面30厘米处停下来,静候1分钟,每天睡前做10次。

一开始停止的时间约15～30秒钟即可,逐渐把时间延长至2分钟。坚持做这套动作可达到臀部上提,腰部变细,下腹部和胃部赘肉消失的效果。

## 9.每天五分钟做手部保健操

（1）十指相碰

十指分开,十个指头肚分别相对,然后一起一碰为一拍,连续做四个八拍。

（2）十指相握

十指分开,十个指头交叉在一起,然后握手。一握一松为一拍,连续做四个八拍。

（3）十指交叉

十指分开,十个手指相叉,两手用力叉两手指骨分叉处,一起一叉为一拍,连续做四个八拍。

（4）叉虎口,打合谷

两手虎口对叉,连续做两个八拍,换手做两个八拍。

两手拇指握在手掌中,四指伸直,手掌朝下,两手侧突出肌肉相互对碰,每碰一次为一拍,连续做四个八拍。

（5）拍手,搓手

两手掌对拍,每拍一次为一拍,连续拍四个八拍。

两手掌对搓,一上一下为一拍,连续搓四个八拍。（注:以两手掌发热为准）

---

**知识延伸阅读**

合谷穴,一手的拇指第一个关节横纹正对另一手的虎口边,拇指屈曲按下,指尖所指处就是合谷穴。

---

🍵 **健康么么茶**

### 吃盐多对女性健康危害大

现代生活中提倡少量食盐。对于女性来说,食盐过量也会给皮肤带来些许危害,容易造成雀斑、面部浮肿、皱纹增多等。

众所周知,盐的主要成分是氯化钠。氯、钠和钾是人体电解质的主要成分,而钠和钾就像两个势均力敌而又互相制衡的战友。钠在细胞外,钾在细胞内,两者共同捍卫身体细胞内外渗透压、水分和酸碱值的平衡。一旦平衡被打破,必然会对人体造成危害。

·雀斑:吃盐过多除了会使脸色变得黑黄外,还有可能导致脸颊长出雀斑。若同时摄取动物性脂肪和蛋白质过多,则会影响肝脏正常代谢而使雀斑更明显。要想皮肤好,比较科学的方法是多喝水,帮助皮肤排毒,同时要把每天的食盐摄取量控制在 6 克以下。

·脱发:吃太咸不仅会造成营养代谢性脱发,还会让头发变得枯黄。从中医理论上讲,肾气盛则头发乌黑有光泽,肾气虚则头发干涩而枯黄。近些年,国外不少研究也表明,饮食过咸会增加肾脏的负担,进一步造成排钠障碍,从而使血压升高、蛋白质代谢紊乱,影响头发中蛋白质的形成,使头发枯黄。

·另外食盐过多还会因水分代谢出现紊乱,导致水分滞留在体内而出现面部浮肿。同时女性若吃盐过多,体内钠离子增加,就会引起面部细胞失水,从而造成皮肤老化,长此以往皱纹会增多。

# 10. 办公族上肢锻炼六法

## (1)按拿肩部

以一只手的掌跟与四指对合,似钳形,由上而下拿捏肩颈部周围,一边拿捏一边轻柔地转动头部,拿捏至肩端前的凹陷处和腋窝处时,用拇指指面持续用力按揉,以感到酸、麻、胀感为宜。用力时由轻而重、由浅入深,头部转动的幅度不宜过大,速度不宜过快。两肩交替按拿 10 次左右。

## (2)揉拿上肢

将右手手掌放在左肩头,将左肩头的肌肉像握球一样握在手中,用拇指和其余四指相对用力,逐渐提起,进行一松一紧的揉捏。从肩上直到手腕。动作要连绵不断,用劲由轻到重,不可突然用力,揉拿 10 次。同理用左手揉拿右肩

10 次。

（3）扩胸举目

双手在后背部相握，伸直轻轻向后上抬，使胸部自然向前扩张，动作和缓，以感心胸通畅为宜。同时头部相配合地向上看。10 次左右。

（4）捻搓手指、擦手背

以一手的大拇指、食指捏住另一手手指的两侧，捻动手指关节，自上而下，轮换交替进行。然后，两手掌用力相对搓动，由慢而快，搓热为止。翻掌，两手背相互用力揉搓，擦热为止。

（5）抓空

两脚分开，距离与肩等宽，身体直立，上肢伸平，双手掌用力抓空如握球状，十指同时做小幅度的屈伸运动，10 次左右。

（6）拍打上肢

双手五指并拢，微屈呈空心掌形，用掌心拍打对侧颈肩臂部外侧 20 次左右。力度适中。

## 健康么么茶

### 开车族经常吃橙子好

每天开车，不仅要饱受长期吸入尾气产生的毒素之苦，还要忍受车内混浊空气产生的难闻异味。专家提醒，开车一族每天吃一个橙子，还有助排出人体内的毒素。

这是因为，橙子不仅气味芳香，还富含纤维素和果胶物质，可以帮助促进肠道蠕动，从而有利于清肠通便，排除体内有害物质。

饭后食橙子或饮橙汁，还有解油腻、消积食、止渴、醒酒的作用。橙子中还有含量丰富的维生素 C、维生素 P，能增加机体抵抗力，增加毛细血管的弹性，降低血中胆固醇，因此也非常适合高脂血症、高血压、动脉硬化者食用。

# 第七章 远离各种综合征的保健

　　不少人提起每天坐在办公室里忙碌的人们，或许都会投来美慕目光，因为在室内的工作可以免除外出奔波之苦，看似工作内容只需要点点鼠标、敲敲键盘、动动笔杆子就可以轻松完成。其实，少了风吹日晒，不必穿梭于车流之中的办公一族都有着健康隐患潜伏在身边，有些来自朝夕相伴的办公器具，有些来自所身处楼宇大厦之间，同样也需要经受身体不适带来的各种伤痛。

# 一、电脑族不可不防电脑病

电脑成为办公族必不可少的工具,每天八小时中,多数时间都需要与电脑打交道,就在我们尽情享受着电脑带来的方便、快捷的同时,它也在逐渐侵害着我们的健康。

颈椎病、鼠标手、屏幕脸、狂躁症、干眼病正向我们的身体发起一轮又一轮的进攻,电脑病成为办公族们不可不防的综合征之一。

## 1.电脑病的主要表现及危害

（1）眼睛干涩、假性色盲

办公族每天长时间盯着电脑,戴眼镜的人不在少数,很多人会出现眼睛灼热,有异物感,视力不稳定,眼球胀痛,容易发炎、过敏,出现假性色盲的症状,对颜色感觉发生变化,畏光、流泪,黑眼圈加重等状况。

（2）屏幕脸、皮肤病

面无表情,浑似机器人;色斑、皱纹横生,严重者会出现红疹、脱皮等症状,这就是人们常说的"电脑皮肤病"。专家指出,如果使用电脑的时候总是与显示屏靠得太近的话,大量的灰尘会落在皮肤上,使皮肤的毛孔堵塞,容易长痤疮和粉刺;同时吸附在皮肤表面的粉尘和污物会吸走大部分的表皮水分,电磁辐射的热蒸发加剧水分的蒸发,使得皮肤缺水。而由于光辐射的作用,使用电脑就如同阳光照射,皮肤会逐渐变黑变黄,长出色斑来;对"光过敏"患者来说,情况更为糟糕,电脑的光辐射甚至可能会使皮肤出现红疹、脱皮等现象。

（3）鼠标手、键盘腕

当长时间使用鼠标、键盘时,因为频繁使用手腕和手指工作容易使肌腱、神经来回摩擦,长此以往会产生慢性损伤,造成炎症水肿,继而引起手指疼痛、麻木、肿胀等，还可能出现腕关节肿胀，手部精细动作不灵活、无力等症状，引发"腕关节综合征"。

此外，无节制地使用电脑会成为损伤肌腱或肌肉的起点，引发食指与中指的肌腱炎或腱鞘炎、肘部屈肌或伸肌肌腱炎等。

（4）疼痛腰、萝卜腿

腰痛是一种常见病，据统计，80％的成年人都有过腰痛的经历。而于腰部来说，看似理想的办公室工作却并不那么轻松，白领阶层腰痛的发病率并不比体力劳动者低，甚至有赶超的趋势。究其原因，一是椅子不合适或桌椅高度比例不协调，二是坐姿不正确或错误姿势保持过久，腰部过度拉伸，平时缺少腰背肌锻炼也是诱因之一。面对电脑常常一坐一整天更是家常便饭，久坐不动会导致腿部肿胀，小腿肚上有血管凸起，有可能引发更为严重的下肢静脉曲张、下肢血栓症。

（5）电脑狂躁症

面对不听使唤的电脑，很多人都会选择这样的处理方法：把电脑当做出气筒，破口大骂，拳脚相加，气愤至极还会把鼠标、键盘统统扔到地上。平时经常感到焦虑不安、口干舌燥、精神紧张、心绪不宁，莫名其妙地发火，喜欢迁怒于他人。人们把上述症状统称为电脑狂躁症。如果出现以上症状，应该主动向医生求助。

（6）颈椎病

在30岁左右的年轻人群中，颈椎病发病率正呈现逐年上升的趋势。其中从事文字、绘画等低头伏案工作的人比较多，特别是长期用电脑者发病率较高。颈椎病症状错综复杂，被称作"千姿百态的颈椎病"，患有颈椎病的人大多脖子僵硬、疼痛、颈部活动受限、肩背部沉重、肌肉变硬、上肢无力、手指麻木；有些人则下肢僵硬或绵软；另一些人有头痛、眩晕、视力减退、耳鸣、恶心等异常感觉；更有少数病人出现大小便失控、性功能障碍，甚至四肢瘫痪。颈椎病的可怕还在于它是许多疾病的源头，需要对其引起足够的重视。

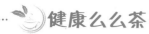 健康么么茶

# 电脑族的补肝明目小食方

（1）猪肝黄瓜汤

原料：猪肝 100 克，黄瓜 30 克，料酒 3 克，香油 3 克，高汤 500 克，盐 1 克，酱油 1 克，味精 1 克。

制法：猪肝切成长 3 厘米、宽 1 厘米、厚 0.2 厘米的薄片，黄瓜洗净，切成薄片；猪肝先用沸水焯一下，控去水分后放入油锅稍炸一下，然后捞出；锅置于火上，加入高汤、盐、味精、料酒、酱油用大火煮沸，加入猪肝继续煮沸后撇去浮沫，撒上黄瓜片，淋上香油即成。

这款菜肴有蛋白质含量丰富，维生素 A 含量高，猪肝与黄瓜的搭配更补充了大量维生素 C，营养更全面，适合办公族中用眼过度人群及电脑族食用。

（2）菠菜拌藕片

原料：菠菜、鲜藕各 200 克，盐、香油、味精适量。

制法：将菠菜洗净，入沸水锅中焯烫，沥干水分；鲜藕洗净，去皮切片，入沸水锅中氽断生；将藕片和菠菜放入容器中，加入盐、香油、味精拌匀即可。

本菜具有清肝明目的功效，对肝血不足所致的视物不清有改善作用。

（3）黑米桂花粥

原料：黑米 100 克，红豆 50 克，莲子 30 克，花生 30 克，桂花 20 克，冰糖适量。

制法：黑米洗净，浸泡 6 小时；红豆洗净，浸泡 1 小时；莲子洗净；花生洗净、沥干；锅置火上，将黑米、红豆、莲子放入锅中，加水 1000 克，大火煮沸后换小火煮 1 小时；加入花生，继续煮 30 分钟。最后加入桂花、冰糖，拌匀，煮 3 分钟即可。

经常食用此粥具有明目的功效，能补充人体需要的蛋白质及锌、铁等多种矿物质。

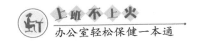

## 2.预防电脑病出现的锻炼方法

你是否常常在电脑前一坐就是几个小时？长期保持一个姿势会引起肌肉的疲劳，像颈椎病、肩周炎、手臂肌肉僵硬这类情况在电脑一族中屡见不鲜。此外，长时间处于光辐射还会引发头晕、头痛、失眠、免疫力下降。

为了预防长时间使用电脑可能造成的伤害，你可要学习一下下面几招简单的方法，将颈、肩等部位一一活动起来。

长时间面对电脑，使颈椎处于向前屈的劳累状态，颈后肌处于强直状态，导致颈肌慢性劳损，从而发展成为颈椎病。

对策是颈部由前向后、再由后向前做绕环动作，顺时针和逆时针的方向交替。然后交替做上下点头、左右摇头的动作。每隔 1 ～ 2 小时重复做几遍。注意动作要缓慢、柔和。

长时间使用键盘、鼠标，使肩部肌肉处于紧张状态，易压迫血管，从而导致血液供给不足。

对策是活动肩关节和手臂。自然站立或坐姿，左肩先向前环绕，重复 10 次左右；右肩同样动作，重复 10 次左右。左臂向对侧平举，右臂屈曲勾住左肘，尽量将左臂向身体方向牵拉。然后再换右臂向对侧平举，方法与左臂相同，如此交替进行 5 次左右。

### 健康么么茶

### 电脑族的护养筋骨小食方

（1）菜花粥

原料：粳米 100 克，菜花 150 克，猪肉（瘦）50 克，盐 2 克，味精 1 克，猪油（炼制）10 克。

制法：

将菜花去茎皮，用淡盐水浸泡 15 分钟，洗净切碎；粳米洗净，沥干备用；猪肉切末；锅中加入冷水 1000 毫升，将粳米放入，旺火煮沸，加入菜花、猪肉末、猪油，再续煮至粥成。加入盐、味精调味，即可盛起食用。

菜花中含丰富的维生素C、胡萝卜素、硒、维生素K等多种具有生物活性的物质，可增强肝脏解毒能力，提高机体的免疫力和抗病能力，可补肾填精、健脑壮骨、补脾和胃。

（2）海参黑木耳煲排骨

原料：海参100克，排骨500克，黑木耳（水发）50克，火腿30克，葱5克，料酒2克，盐4克。

制法：将排骨洗净，剁成块状，放入沸水锅中煮五分钟，捞起，控去水分待用；葱洗净切段；海参洗净，切成丁，放入沸水锅中，加入葱段、料酒煮滚，煮五分钟，捞起沥干水分；黑木耳用清水浸泡发好，去掉杂质，洗净后撕成小块，放入沸水中煮五分钟，捞起沥干水分；将汤煲内加适量清水，水煮至滚开，放下排骨、火腿、黑木耳煲滚，慢火煲制约2小时，放入海参，再煲至海参熟透，加盐调味即可盛出食用。

海参含胆固醇低，脂肪含量相对少，海参含有硫酸软骨素，有助于人体生长发育，能够延缓衰老，增强机体的免疫力。搭配猪排骨、火腿能提供更多优质蛋白质及丰富的钙质，可维护骨骼健康。

# 3.防治电脑病的生活宜忌

（1）别久坐不动

坐电脑桌前的办公室一族进行电脑操作，伴随着头、眼、手的细小和频繁运动，往往持续时间长、工作量大会使操作者的肌肉、骨骼反复紧张，引起相应的病征。比如脖子、肩膀发沉，原因就是同一姿势保持太久，使脖子和肩膀周围的肌肉紧张导致酸痛感。腕关节的病痛也是由于长时间使用电脑，手部的神经受到压迫所致。

（2）办公桌别过高

电脑总是"高高在上"，加重了操作者颈部、肩部的疲劳，同时给频繁运动的手臂、手腕带来了更多压力。专家指出，电脑桌上的键盘和鼠标的高度，最好

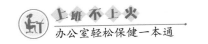
低于采取坐姿时肘部的高度,最高也应该与肘部等高,这样才能最大限度地降低操作电脑时对腰背、颈部肌肉和手部腱鞘等部位的损伤。

（3）鼠标别过小

使用设计不当的鼠标或使用鼠标的方法不当,也可能引起腕关节损伤及鼠标手。

有些鼠标体积太小、弧度不大,造成手腕不自然的使用姿势,长期使用就会对肌肉、骨骼造成不同程度的损伤;有的鼠标价格便宜、粗制滥造,这样的鼠标很容易在滚珠上积聚灰尘,使用起来很涩的鼠标需要你用力地来回拖动,久而久之,手腕就会开始酸痛。

（4）饮食均衡,多饮水

每天选择的食物中蛋白质、碳水化合物、脂肪、维生素、矿物质要保持相应的比例;瘦肉、豆制品、鱼、奶、蛋等富含优质蛋白质的食品应在每天的食物中交替供应;每餐以主食为主,多吃新鲜水果和蔬菜;不可暴饮暴食、挑食厌食,亦不可饱一餐饥一顿。

水是生命之源,多饮水可补充体液,增强血液循环,促进新陈代谢,调节内分泌系统,还有利于营养素的消化吸收和体内废物的排出,减少代谢产物和毒素对肝脏的损害。

（5）多吃新鲜果蔬

新鲜的蔬菜和水果中含有丰富的维生素,它们有利于保持肌肤滋润细腻、防止肌肤衰老。特别是黄红色果蔬中富含 β－胡萝卜素,可以保持肌肤细腻不粗糙;绿色果蔬中含有大量维生素 C,有助于肌肤美白,避免雀斑产生。胡萝卜、番茄、柑橘、苹果、猕猴桃、西兰花、鲜枣等食材都是肌肤靓丽的好帮手。

（6）维生素 E、维生素 C、B 族维生素不可少,补充含钙、磷丰富的食物

维生素 C 是人体中重要的维生素之一,结缔组织的形成离不开维生素 C。B 族维生素是神经系统保持正常运转时所必需的营养素,不但可以缓解疼痛,还能起到解除疲劳的作用。维生素 E 作为主要的脂溶性维生素之一,具有扩张血管、促进血液循环、消除肌肉紧张的作用。

钙、磷是构成人体骨骼的主要成分,要保持骨骼健康就要摄取足够的钙和

磷。成年人的骨骼每天也要不断进行新陈代谢。此外,钙还有使精神安定的作用,能起到缓解疼痛的作用。

（7）多吃胶原蛋白类食物

胶原蛋白是人体骨骼尤其是软骨组织中的重要组成成分,胶原蛋白占骨骼中有机物的70%。在骨骼生成时首先就要有充足的胶原蛋白纤维来组成骨骼的框架,胶原蛋白就像骨骼中的一张充满小洞的网,牢牢地留住钙质。因此,对于保护颈椎的健康,胶原白起着不可替代的作用。胶原蛋白大多存在于动物性食材中,可以帮助细胞变得丰满,从而使得肌肤丰润平滑,减少皱纹的产生。经常适量吃些肉皮、猪蹄、鱼肉等食物,即可满足肌肤对胶原蛋白的需求,延缓电脑族皮肤衰老。

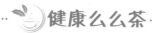
健康么么茶

## 电脑族的抗辐射小食方

（1）豆腐干拌海带丝

原料:海带(鲜)300克,豆腐干100克,香油10克,酱油10克,醋10克,盐3克,味精2克,虾米3克,姜5克。

制法:海米用水浸泡,洗净;姜洗净,去皮切成丝;海带用水浸泡,洗净,放入沸水锅中煮熟,捞出放入凉开水中过凉,取出沥干水分,切成5厘米长的细丝,放入盆中;将切成细丝的豆腐干和海米撒入海带丝盆中,浇入用醋、酱油、盐、味精、姜丝和香油调成的调味汁,拌匀即成。

这道菜清爽脆嫩,咸酸适口,海带胶质能促使体内的放射性物质随同大便排出体外,从而减少放射性物质在人体内的积聚,也减少了放射性疾病的发生几率。

（2）草莓什锦沙拉

原料:生菜300克,草莓150克,樱桃100克,沙拉酱200克,白胡椒粉2克。

制法:草莓去蒂,洗净,切块。生菜叶用手撕成片,洗净;樱桃洗净,去核,去梗,切成丁;将生菜与草莓、樱桃丁放入碗中拌匀,加入沙拉酱、白胡椒粉调味,搅拌均匀即可食用。

这款沙拉营养丰富,富含维生素C、钾和 β－胡萝卜素,适合电脑族经常食用。

（3）草莓菠菜汁

原料:草莓200克,菠菜100克,葡萄200克,蜂蜜10克。

制法:草莓洗净,放入淡盐水中略泡;菠菜洗净,切4厘米长的段,放入锅中焯水,捞出;葡萄去皮去子后与草莓、菠菜段放入榨汁机中,搅打成汁后倒入杯中。杯中加入蜂蜜和凉开水拌匀,即可直接饮用。

这款果蔬汁中维生素A、维生素C含量丰富,对视力有保护作用。

（4）香菇油菜

原料:油菜100克,香菇(干)20克,植物油10克,蒜5克,盐2克,香油1克。

制法:油菜去根洗净,切段;蒜去皮、洗净,剁成末;香菇洗净,泡软去蒂,撕成小块;锅内倒植物油烧热,爆香蒜末,放入香菇、油菜炒熟,加盐、香油调味即可。

油菜含有丰富的钙、铁、维生素C、维生素K、维生素$B_2$及胡萝卜素,香菇中含有一般蔬菜缺乏的麦甾醇,它可转化为维生素D,促进体内钙的吸收,并可增强人体抵抗疾病的能力。互相搭配营养更全面。

# 二、夏季炎热当心空调病来袭

"空调病"早已不是新名词了,虽然很多人都知道应该进行预防,然而该病患者还是越来越多。患上空调病可能会出现心慌气短、疲乏无力,也可能出现四肢酸痛、行动不便等症状,严重的还可能引发呼吸道疾病、消化道疾病、风湿骨病、颈椎病、鼻炎、咽炎等疾病。

外环境冷热的迅速变化还会影响口、咽部黏膜的防御能力,导致细菌和病毒加速繁殖,一些体质较弱的人很容易出现发烧、感冒症状。对于患有高血压、冠心病等心血管疾病的人来说,血压异常升高会增加心梗、脑梗的风险。

# 1. 空调病的主要表现及危害

随着全球气候的变暖,人类社会的进步和生活水平的提高,各种办公场所都安装有空调。空调在给人们带来凉快的同时,也带来了让人困扰的空调病。

长时间处在密闭空调房间的人,身体会产生多种不适,最常见的空调病表现为鼻塞、头昏、打喷嚏、耳鸣、乏力、记忆力减退等症状,以及一些皮肤过敏的症状,如皮肤发紧发干、易过敏、皮肤变差等。

空调病的主要症状因各人的适应能力不同而有差异。一般表现为畏冷不适、疲乏无力、四肢肌肉关节酸痛、头痛、腰痛,严重的还可引起口眼歪斜,原因是耳部局部组织血管神经机能发生紊乱,使位于茎乳孔部的小动脉痉挛,引起面部神经原发性缺血,继之静脉充血、水肿,水肿又压迫面神经,患侧口角歪斜。

低温环境会使血管急剧收缩,血流不畅,使关节受损受冷,导致关节痛;由于室内与室外温差大,人经常进出会感受到忽冷忽热,这会造成人体内平衡调节系统功能紊乱,平衡失调就会引起头痛,易患感冒。冷的感觉还可使交感神经兴奋,导致腹腔内血管收缩、胃肠运动减弱,从而出现诸多相应症状。在女性,寒冷刺激可影响卵巢功能,使排卵发生障碍,表现为月经失调。

在空调房间里,负离子几乎等于零。空气负离子是带负电荷的空气分子,可使人精神振奋,提高人体机能,被人们称之为空气"维生素",若缺乏负离子可使人感到空气"不新鲜",感到胸闷、心慌、头晕、无力、工作效率和健康状况明显下降。

空调的过滤器可过多吸附空气中的负离子,使室内的阳离子增多,阴阳离子正常比例失调造成人体生理功能的紊乱,导致出现临床症状。空调房间密闭的特点,使室内空气混浊,细菌含量增加,二氧化碳等有害气体浓度增高,而对人们有益的负离子密度将会降低,必然会使人头晕目眩。

从温度较高的室外或其他房屋进入有空调设备的室内,温差较大且温度骤变,人体的植物神经系统难以适应,就会出现空调病的症状。表现为易怒、紧张、失眠等。人们长时间生活在单一不变的空调环境中,人体的生物节律受到破坏,也会造成自主神经功能紊乱。

## 健康么么茶

### 预防空调病的小食方

（1）银耳西瓜羹

原料：西瓜 500 克,银耳 25 克,水淀粉、冰糖各适量。

制法：银耳洗净,放入清水中泡发,捞出沥去水分备用,西瓜切丁;锅中加适量清水,放入银耳,开文火熬煮至其变软;将适量冰糖放入锅中,待完全融化后撇去浮沫;锅中放入西瓜丁,煮沸,倒入水淀粉勾芡即可。

西瓜含有十分丰富的 B 族维生素和维生素 C,银耳所含营养素丰富而全面,具有补血养颜、安神润肺等作用。这款汤可开胃清热、补血润肺。

（2）芹菜炒香干

原料：芹菜 300 克,香干 3 块,植物油 10 克,盐 5 克,白糖 5 克。

制法：将芹菜的叶子摘去,根部切掉,清洗干净后切成寸长的段;香干先横切成片,再改刀成丝;热锅入油,待油烧至四成热时倒入香干,炒出香味;倒入芹菜,翻炒几下之后,调入盐和糖,即可。

芹菜含有丰富的维生素 $B_1$、维生素 $B_2$、维生素 C 及微量元素、蛋白质、甘露醇和食物纤维等成分。在密闭的空调房间,人体的内热无法排出,容易致病,芹菜就具有清内热的功能,并能促进胃肠蠕动,有助于祛除暑热。

## 2. 预防空调病的生活宜忌

使用空调必须注意通风,每天应定时打开窗户,关闭空调,通风换气,使室内保持一定的新鲜空气,且最好每两周清扫空调机一次。

从空调环境中外出时,应当先在有阴凉的地方活动片刻,待身体适应后再到太阳光下活动;长期在空调室内工作的人员,应该适当增加户外活动,多喝开水,加速体内新陈代谢。

空调房间中室温和室外自然温度不宜过大,尤其是很多写字楼中,多为中央空调,普遍温度较低。一般以温差不超过 5 度为宜。

此外,在夜间睡眠时最好不要用空调,入睡时关闭空调更为安全,睡前进行适量活动,有利于促进血液循环,预防空调病。

在空调环境下工作时,不要让通风口的冷风直接吹在身上;大汗淋漓时最好不要直接吹冷风,这样降温太快,很容易发病。工作场所注意衣着,应达到空调环境中的保暖要求。

经常保持皮肤的清洁卫生,这是由于经常出入空调环境、冷热突变,皮肤附着的细菌容易在汗腺或皮脂腺内阻塞,引起感染化脓,故应常洗澡,以保持皮肤清洁。

### 健康么么茶

## 合理饮食帮你预防空调病

长时间身处空调房间,由于空气流通不畅,势必会增加呼吸系统的负担,除了经常开窗通风换气外,在饮食上也要遵循一定的原则。

每餐尽量做到品种多、数量少,食物花样繁多,确保每餐都摄入多种营养成分。

多吃含水量丰富的蔬菜和水果。蔬菜如新鲜的番茄、油麦菜、菠菜等,水果如西瓜、柠檬、葡萄、水蜜桃等。

主食可以适当多食用粥类。因为粥含水量丰富,能够及时补充水分,保护肺部健康。也可喝些果汁如山楂汁、猕猴桃汁、红枣汁、鲜橙汁、西瓜汁等以促进胃液分泌,增进食欲。

最简单也是最容易做到的一点,多喝白开水,多喝营养丰富的汤。

有些人长时间待在空调房间内会出现肠胃不适的症状,甚至出现肠胃疾病,应注意以下三点:

少吃油炸食物、腌制食物。因油炸食物不容易消化,会加重消化道负担,多吃会引起消化不良,还会使血脂增高。

少吃生冷食物及刺激性食物。一般生冷和刺激性强的食物对消化道黏膜具有较强的刺激作用，容易引起腹泻或消化道炎症。

尽量做到规律饮食、定时定量。研究表明，有规律地进餐，定时定量，可形成条件反射，有助于消化液的分泌，更利于消化。要做到每餐食量适度，每日三餐定时，到了规定时间，不管肚子饿不饿，都应主动进食，避免过饥或过饱。

# 3.防治空调病的饮食调节

炎炎夏日，气温不断攀升，忽冷忽热的天气让不少怕热的人感受到了空调病的厉害，出现发烧、呼吸道感染、拉肚子、急性肠胃炎等症状，专家提醒，夏季出现上述症状的患者多与频繁使用空调有关。专家建议，做好膳食调节比吃药预防空调病效果更佳。

预防夏季空调病，在正确合理使用空调的同时，还要保持合理膳食和适量运动。尽量少吃生冷食品，每日饮用不少于8杯温开水或淡茶水。

同时，由于夏季出汗较多，汗液中排出最多的是赖氨酸，赖氨酸多存在于动物性食品中，因此要适量吃些肉和蛋。如果人体蛋白质流失过多或摄入不足，可导致人易疲劳、体重减轻、皮肤干燥、肌肉萎缩、水肿、抵抗力降低等。

此外，饮食应以开胃、清淡的食物为主，可以适当增加蔬菜和水果的摄入量。蔬菜和水果不仅富含维生素、矿物质，还可补充大量水分。

## 健康么么茶

### 夏季常喝姜汤能防治空调病

夏季气温高、天气炎热，随着空调的使用率增高，人们经常容易出现空调病，对此，有关专家提醒，喝一些姜汤可以有效防治空调病。

中医认为，春夏养阳，指的就是春夏之际，自然界阳气升发，养生者须护养体内阳气,使之保持充沛,阳气畅达。而现在都市人群白天晚上都待在空调房内,虽然能享受到空调的清凉,但却引起阳气压制,阳气发散受阻,阴阳失衡,而最终影响正气,引起免疫力下降。

生姜具有发汗解表、温胃止呕、解毒三大功效。处在空调环境中的人们喝一点姜汤,可有效防治空调病。喝姜汤的最好时间在早上,因为经过一个晚上,空调房内的寒气使体内寒凉加重,喝点姜汤可以驱散体内的寒气,帮助身体出汗,有效排毒。

除此以外,姜性暖,可以温胃健脾。夏季由于人的胃液等消化液的分泌减少,抵抗细菌的能力减弱,在空调房内外的冷热刺激下易造成肠胃功能的紊乱,引起病菌的入侵,出现呕吐、腹泻、腹痛等肠胃系统疾病。

# 三、写字楼综合征威胁上班族健康

"写字楼综合征"源自 70 年代,当时在发达国家的某些办公室工作人员中,出现了一些非特异症状,主要表现为眼、鼻、咽喉干燥,全身无力、疲劳、不适,神经性头痛,记忆力减退等。由于这些症状大都与写字楼或建筑物有关,世界卫生组织将此种现象定义为"写字楼综合征"或"建筑物综合症"。

## 1. 写字楼综合征的主要表现及危害

据调查,许多写字楼都不同程度地存在着危害公共健康的污染,空气品质、空气湿度、光照、通风状况和清洁程度都直接关系着人们的健康。

很多写字楼的空气污染都是由于办公家具选择不当造成的。办公室桌椅、隔断、壁纸墙布、强化地板都可能散发甲醛,地毯可能释放甲醛和二氯苯,一组组被油漆刷拭锃亮的文件柜是苯、甲苯、二甲苯挥发的主要来源,连会议室中的皮质沙发也可以释放出足以污浊整个房间的甲醛、苯、挥发性有机物等。

尤其在每年季节转换期间,对于那些在宽敞的密封型写字楼里工作的人来说,更是一种挑战。同样,办公室的环境也会直接影响员工的情绪。

通常情况下,来自写字楼中的健康危害因素有以下几个方面:

(1)通风量、采光量

不能开窗对流空气,会使室内空气质量下降。目前写字楼通常都用中央空调,新风量(新鲜空气的量)很难达到国家规定的标准(每人每小时30立方米)。很多写字楼虽然有窗户,却打不开,有的只能开一条不大的缝。写字楼前后有窗子让空气自然流通才算通风;现在的很多写字楼格局不太合理,空气很难形成对流,不利于空气的循环更新。

采光不好会直接影响人的情绪。很多写字楼采光不足,需长期开着日光灯,长期不接触自然光,会影响人的健康。

(2)挥发性有机化合物

工作环境中挥发性有机物的来源包括香烟、油漆、黏胶、化学药品、家具、复印机等,这些挥发性有机物质明显与写字楼综合征的发生有关。

装修中用的涂料、地板等人造板材含有甲醛、甲苯、二甲苯等有害物质,还有其他很多的挥发性有机物,都会对人体造成很大的危害。

一般来说,市场上能见到的办公家具和装修材料,无论是高档还是中低档的,多是以人造板如刨花板、密度板、三合板等为主,都含有甲醛、甲苯、二甲苯及其他挥发性有机物。

虽然单独的一块的板材所产生的有害物的量并不大,但在很多办公场所,都是一格一格的桌子、一台一台的电脑,这是大多数上班族,尤其是在写字楼上班的白领的办公环境。这样的环境中,人员、办公桌、办公椅高度密集,使污染物的总量骤增,很容易超标,形成办公环境的污染。

(3)电磁辐射

密集的办公电器产生过多的电磁辐射,有可能影响人的生育能力,还能让人过度紧张,出现神经衰弱、失眠、精力不集中、记忆力下降、反应迟钝。

除了电磁辐射,办公电器还产生臭氧和粉尘等污染物。总之,这些污染因为是长期的、慢慢积累的,因此特别容易被忽视,需要特别引起注意。

健康么么茶

## 呼吸道感染的防护措施

秋天气候多变,早午晚及室内外温差较大,呼吸道黏膜不断受到乍暖乍寒的刺激,抵抗力减弱,给病原微生物提供了可乘之机,极易使人伤风感冒,还会引起扁桃体炎、气管炎和肺炎。

秋季也是流感、风疹、腮腺炎、麻疹等传染病的高发季节。

预防措施:遵循"春捂秋冻"和"耐寒锻炼从秋始"的规律,注意随温度变化选择衣物;多增加户外活动,积极锻炼,增强体质;加强室内通风,特别是办公室和会场等人群集中的地方。要适当多饮水,多食新鲜水果和蔬菜,不宜吃肥腻、煎炸及过凉的食物,少吃辛辣食物,多吃养阴润肺食物,如梨、萝卜等。经常使用冷水洗脸。

一旦出现感冒、咳嗽等呼吸道感染症状,最好休息或及时到医院诊治,以免延误最佳的治疗时机加重病情。

# 2.写字楼综合征的预防方法

现代化办公大楼的结构与特性,以及办公室员工的工作需要与习惯,使得室内环境空气质量的维护不易。健康的室内空气质量必须从建筑、室内设计、物业管理和使用几方面共同来创造,尤其业主和物业管理者特别重要,因为员工很难从个人层面做出具体改善,但也不是无可作为。

(1)控制污染源

保持个人环境清洁,不囤积垃圾,除去不必要的污染源。

(2)注意通风,改善通风设备

每人每天吸入呼出的空气量高达2万升,引进室外空气绝对有助于改善室内空气质量。在气候可允许状况下常开窗户,是改善通风最基本、最简单的方法。打开窗户2～3个小时,就能有效降低室内过敏原浓度一半以上。

还要注意提醒公司或者物业管理者,定期维持通风管道的清洁,定期更换

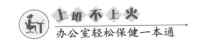

滤网并请专业人员维修保养。室内尽量不做高隔间,天花板高度尽量高,办公家具尽量不要阻挡空气流通。若刚好坐在空调死角处,加装一个小风扇可以促进对流。

（3）使用空气净化机

可以在办公室内使用空气净化机、冷气机、除湿机来调控温湿度,但是要注意机器的保养清洁,定期更换滤网。室内温度最好介于 25 ～ 28 摄氏度;相对湿度维持在 60% 左右最舒适,若超过 80% 就容易滋生霉菌。

## 健康么么茶

### 警惕办公室中的噪音"杀手"

人们常常有这样的经历:在办公室里待得好好的,突然感到头晕、心烦、注意力不集中。对于出现这些情况,有专家认为,往往与办公室噪音有关系,办公室噪音已成为威胁上班族的"隐形杀手"。

在众多的写字楼中,办公室噪音主要来源于电脑主机、传真机、冷气暖气的送风声,此外还有室外交通等噪音,电脑较多、面积不大的办公场所噪音污染更重,一般的人在 40 分贝左右的声音下可以保持正常的反应和注意力,但在 50 分贝以上的环境中工作,时间长了就会出现听力下降、情绪烦躁,甚至会出现神经衰弱现象。

需要引起重视的是,办公室噪音并不是说音量越高,污染越大,低噪音污染同样不可忽视。如来自于空调、电脑主机、传真机的嗡嗡声及键盘声等音量并不大,但多种声音组合起来对人体会产生没有规律的刺激,在办公室噪音里工作的人,体内肾上腺素水平会升高,对心脏产生刺激作用。

## 3.写字楼综合征的生活日常防护方法

### （1）慎重选择装饰材料

建筑材料选择不当所产生的危害是有目共睹的,如果排除掉经济因素,应尽量选择有国家质量体系认证和绿色环保型标志的饰材。要想避免既花钱又遭罪的尴尬,可简化装修,实用简洁应为明智之举。

（2）保证室内空气的流通

冬季来临,室内的污染高达室外的数倍,甚至十几倍。让新鲜流动的空气带走室内的污染物,此为简单又快捷的空气净化法。

（3）通过绿色植物来净化空气

一些绿色植物还可以吸收空气中的有害气体。例如,常青藤、铁树可吸收苯和有机物;茶花、仙客来、紫罗兰、晚香玉、牵牛花、石竹等,通过叶片可以吸收有害气体;吊兰、芦荟、虎尾兰能够吸收甲醛等有害物质,消除并防止室内空气污染。

## 健康么么茶

### 办公族的健康小策略

（1）每天给办公桌消毒

我们的办公桌是最脏的地方,办公桌上的细菌甚至比家中餐桌多100倍。每天用办公桌之前,最好给办公桌消消毒,同时也别忘了勤擦电脑显示屏和电脑键盘,这也是细菌经常集聚而我们容易忽视的角落。

（2）建立自我健康档案

是否还记得自己上一次感冒是什么时候? 是否还记得自己对哪种抗生素过敏? 建立个人的健康档案。一年之中得了什么病? 或者什么季节容易发病? 这样的信息都可以写进健康档案中。

（3）及时调整运动计划

即使是爱好运动的人,日复一日相同的运动方式也难以坚持下去,而且效果会慢慢减弱。所以,每三个月就调整一下运动计划。新的运动方式不仅能让我们获得更好的运动效果,还能带来更大的运动动力。

# 四、长期伏案者预防低头综合征

办公族由于长期进行伏案工作,会造成颈肩部肌群和组织持续地处于紧张状态,局部血液循环受阻,供氧量减少,从而导致颈背部肌肉疲劳、酸痛、僵硬、沉重或疼痛不适,脑部血液循环产生障碍,引起头昏脑胀、眼花耳鸣等症状。

## 1. 低头综合征的主要表现及危害

"低头综合征"一词,最先是由日本红十字会的一位专家定名的。主要症状有肌收缩性头痛、头晕、耳鸣、恶心,头痛是像被压似的钝痛,同单侧或双侧跳动性的偏头痛不同。从事科研、编辑、写作等工作的白领人士由于长期低头工作或学习,颈、背、肩部肌肉持续处于紧张状态,会引起头昏、头痛、眼花、耳鸣、眩晕、恶心等症状,严重的还会出现骨质增生。

### 健康么么茶

#### 办公族养生攻略

（1）动静适度

久坐伏案的办公族应适当活动肢体,如深呼吸、扩胸、下蹲、腰部左右侧屈,头部左右转动,眼睛左右侧视,从上到下或从下到上,让全身都得到活动可促进气血流通、舒筋活络,提高工作效率。

（2）按摩头面

头面为阳气汇集之处,加强头面部按摩,可促进头面部血液循环,解除焦虑、美容明目。

·梳发:微展五指,以中指为中心,从头额部向后梳至枕部,3～9次,可使头发柔软,改善头部血液供应。

·摩面:揉太阳穴,轻刮眼眶、鼻梁,有美容保健作用。

·叩齿：稍用力咬合上下牙齿，可起到固齿作用。

·敲天鼓：双手无名指塞入耳道，中指食指叩击后枕部，耳内可听到如鼓之声，可防治眩晕，清醒头目。

·拉耳垂：耳垂上有许多穴位，常拉耳垂，可刺激该部穴位，有调节神经内分泌的功能。

（3）交替运动

交替运动是对付疲劳的有效方法。交替运动可使人体各个系统交替进行锻炼。交替运动的方法比较多，像体脑交替（体力活动和脑力劳动交替进行）、动静交替、左右交替、上下交替、前后交替等。如脑力劳动者工作一段时间后，可散步、做操或者活动一下筋骨，有益于调理紧张的神经系统。经常做案头工作的写字楼白领，可进行逻辑思维和形象思维的交替锻炼。

## 2. 预防低头综合征的锻炼方法

（1）缩肩伸颈锻炼

取站立姿势，用力收缩两肩并挺胸，同时用力使颈部向上伸。重复10～15次。

（2）颈部屈曲锻炼

取站立姿势，两手十指交叉扶前额，给予一定的阻力，用全力使颈部前屈（即克服阻力做低头动作），坚持6秒钟。重复3～5次。

（3）颈部侧屈锻炼

取站立姿势，先用左手掌扶托头的左侧部，给予一定的阻力，用全力使颈部向左侧屈（即向左倾斜），每次坚持3～5秒钟。重复3～5次。再以同样方法做右侧的锻炼。

（4）头颈部后伸锻炼

取站立姿势，双手十指交叉扶托头后枕部（俗称后脑勺），给予一定的阻力，用全力使头颈部向后伸展（仰头），每次坚持3～5秒。重复3～5次。

（5）松肩运动

取站立姿势,两手自然下垂,放松颈肩部的肌肉,自然抖动肩颈部
20～30次。

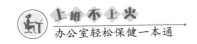 健康么么茶

## 当心办公室里卫生死角藏隐患

（1）电源区域

现代化办公室里各种电源和电线很多,一般都集中在桌子下或墙
角,长期被忽略,灰尘和细菌较多。打扫时应先关掉电源和相关电子设
备,不要洒太多水,抹布要拧干再去擦。

（2）电话

办公室里如果是个人专用电话,要定期用酒精、消毒纸巾等擦拭消
毒,给按键消毒时,不要用腐蚀性过强的消毒溶液,避免不慎渗入内部,
给设备造成损害。

（3）键盘、鼠标和电脑主机风扇

键盘是最易脏、最难清洁的,孔隙多而深。可以帮键盘"穿"上保护
膜,并定期清洗。鼠标也很易脏,吃完东西应先洗手再摸鼠标,否则油腻
的东西粘在鼠标上,久了会滋生细菌。

电脑主机风扇总被忽略,长时间积累下很多灰尘,会污染办公室的
空气,危害健康。可以定期使用小型吸尘器清洁,插在 USB 接口上就可
以运行。另外,下班后或电脑长期不用时,最好用报纸或毛巾等盖上,阻
挡灰尘。

（4）绿色植物

有些人习惯把烟头或茶根、涮咖啡杯的水倒在花盆里,这种做法不
好,其中的油性物质对植物的根部不利,会造成烂根、生虫,时间长了,还
会发酵,散发异味。浇水要适量,不要在底盘里积太多水,否则会产生水
垢和绿苔,成为难清洁的卫生死角。

（5）公用设备

办公室里的公用设备如打印机、复印机、储物柜和电源开关等也是

暗藏健康和卫生隐患的角落。打印机、复印机会散发出臭氧和碳粉颗粒,对人体有危害,因此,应该放在通风处。设备附近的墙面能吸附碳粉颗粒,要定期擦拭。

# 3. 伏案工作者的自我保健小动作

长期伏案工作的办公室人员,由于肢体活动的机会很少,慢慢会使机体新陈代谢功能减弱,影响身体的健康。下面介绍一套简易健身法,办公室人员可以选择在工作间隙进行锻炼。方法简单,易学易练,若能坚持练习,对改善体质,增进健康大有裨益。

预备姿势:两脚开立同肩宽,双膝微屈,两手自然下垂,全身放松。

(1)拍打头部

动作:从后部脖颈处开始,沿后脑勺往上经头顶百会穴至前额,用自己的双手轻轻拍打。注意拍打头部百会穴时,力度一定要轻缓,共拍打6次。

功效:百会穴与各脏腑经络相连,故拍打头部百会穴有整体治疗作用,以缓解或消除脑神经疲劳,改善头部供血状态和血液循环,防止头晕、目眩、健忘等症状的出现。

(2)转动颈部

动作:上体保持正直,头以脖颈为轴,左右转动至最大极限,先左转再右转,左右各转6次。

功效:改善头部缺血而引起的头晕目眩,还可防治颈椎疲劳和颈椎的骨质增生症。

(3)转眼球

动作:使眼球在眼眶内先做上下移动,再做左右移动,再使其旋转,运动幅度量应较大,次数不限。

功效:眼为肝之窍,并与五脏都有关联,故转眼珠可疏肝明目,通调五脏。

(4)弹耳垂

动作:用自己的手轻轻弹击耳垂,次数不限,以弹后轻松舒适,微微有热感为宜。

功效：中医认为，"耳为肺之苗"，"肾开窍于耳"，耳部与五脏六腑互为表里，是十二经络上聚之处，故弹击耳垂激发各经络的功能，对于整体保健有奇效。

（5）轻抖双臂

动作：两手带动两臂自然抖动，次数不限，以轻松舒适为宜。

功效：改善上肢血液循环，手的自然抖动可使手三阴经、手三阳经活动起来，加速内外气体交换，促进新陈代谢。

（6）转腰

动作：两手背放在腰上，以腰为轴使上体旋转，左右各转6次。

功效：壮腰补肾益气，对元气亏损有益。

（7）摆腿

动作：双手叉腰，先提起左脚，用右脚作支撑，以左脚带动左腿做前后自然摆动，摆动的幅度以自我感觉舒适为度，然后再摆动右腿，左右腿各摆动6次。

功效：畅通下肢静脉，防止下肢麻木，改善由于伏案久坐而引起的上实下虚现象。由于双脚自然摆动可使足三阴经、足三阳经活跃，加速腿部血液循环，促进新陈代谢。

（8）自由伸展

两臂自体侧慢慢抬起到水平，稍停，然后上举，掌心朝前，用力往高处伸，以足尖点地使身体得以最大限度伸展，放松，手不要放下，做6次。

功效：一紧一松使全身经脉开合有序，通调全身。

### 🍵 健康么么茶

## 女性抗疲劳不妨吃点肉

许多女性为了保持苗条的身材，往往拒绝肉类，以蔬菜、水果充饥。也有一些女性因为生活节奏紧张，经常省略正餐，用饼干、零食、方便面凑合一餐。然而这样的膳食无法供应足够的铁，很容易让人觉得疲劳。因此，多吃些富含血红素铁的红肉，对于维持女性的充沛精力十分重要。

贫血是疲劳症的重要原因之一。即使那些血色素正常的女性，也容易感到自己非常疲劳。血液中的铁蛋白含量能够比较好地反映近期的铁营养状况，但更多专家认为，红骨髓中的铁储量才是最灵敏的铁营养指标。

研究者们推测，人体对铁的供应可能非常敏感，如果膳食当中的铁数量不足，远在血色素下降之前，身体的抗疲劳能力就开始下降。所以，女性必须特别注意自己膳食中铁的供应。

最新研究发现，女性补充铁之后，她们的体能、情绪和注意力集中程度都有所改善。澳大利亚的一项研究中证实，育龄女性的疲劳程度在采用高铁膳食之后显著下降，生活质量得到有效提高。

肉类和内脏当中的血红素铁吸收利用率较高，对补充铁最为有益。

一般来说，肉类的颜色越红，其中所含血红素铁就越多。心、肝、肾等内脏和动物血当中所含的血红素铁最为丰富。对于一个身材正常的年轻女性来说，每天吃100克牛肉、羊肉、瘦猪肉等红肉对保持精力很有必要。如果担心肉类当中的脂肪过多，不妨在烹调方法上下工夫，选择蒸、煮、焖等方式。

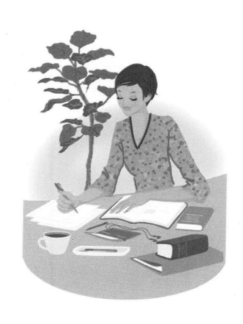

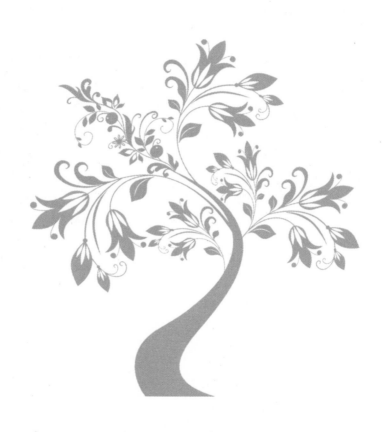

# 上班不上火

办公室轻松保健一本通

## 健康就是财富！

管理好**个人**健康，
是最好的**生财之道**

管理好**家人**健康，
是最好的**理财之道**

管理好**员工**健康，
是最好的**经营之道**

# 灭火神器

## 手动3分钟，经穴速疏通！

必学10大特效穴·简单一按·经穴畅行无阻·健康永保终生！

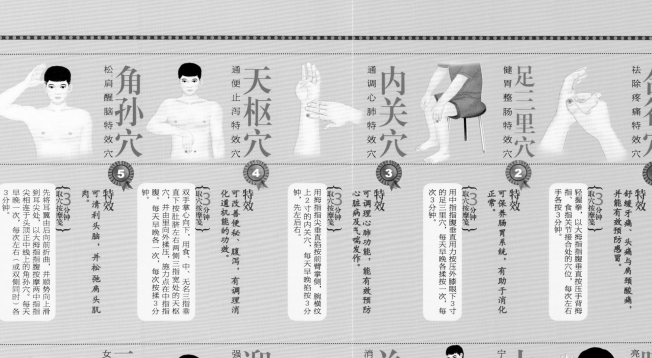

### ① 合谷穴
祛除疼痛特效穴

**特效**
舒缓牙痛、头痛与肩颈酸痛，并能有效预防感冒。

【取穴按摩笺】
轻握拳，以大拇指腹垂直按压手背拇指、食指关节接合处的穴位，每次左右手各按3分钟。

### ② 足三里穴
健胃整肠特效穴

**特效**
可保养肠胃系统，有助于消化正常。

【取穴按摩笺】
用中指指腹垂直用力按压外膝眼下3寸的足三里穴，每天早晚各揉按一次，每次3分钟。

### ③ 内关穴
通调心肺特效穴

**特效**
可调理心肺功能，能有效预防心脏病及气喘发作。

【取穴按摩笺】
用拇指指尖垂直掐按前臂掌侧、腕横纹上2寸的内关穴，每天早晚掐按3钟，先左后右。

### ④ 天枢穴
通便止泻特效穴

**特效**
可改善便秘、腹泻，有调理消化道机能的功效。

【取穴按摩笺】
双手掌心向下，用食、中、无名三指垂直按压肚脐左右两侧三指宽处的天枢穴，并由里向外揉压，施力点在中指指腹。每天早晚各一次，每次按揉3分钟。

### ⑤ 角孙穴
松肩醒脑特效穴

**特效**
可清利头脑，并松弛肩头肌肉。

【取穴按摩笺】
先将耳翼由后向前折曲，并顺势向上滑到耳尖处，以大拇指指腹按摩两中指指尖相连于头顶正中线上的角孙穴，每天早晚一次，每次左右（或双侧同时）各3分钟。

### ⑥ 晴明穴
亮晴解疲特效穴

**特效**
舒缓眼部疲劳，以达保健视力之效。

【取穴按摩笺】
用大拇指指甲尖轻轻掐揉头外0.1寸的晴明穴，于其骨上轻轻前后刮揉，每次左右各3分钟。

### ⑦ 太冲穴
宁心安眠特效穴

**特效**
有宁心安神，改善失眠之效。

【取穴按摩笺】
用大拇指指甲尖垂直由足背第一、二趾跖骨连接部位之前凹陷处的太冲穴，每次左右脚各按揉3分钟，先左后右。

### ⑧ 关元穴
消脂纤体特效穴

**特效**
具有消脂减肥，促进新陈代谢的作用。

【取穴按摩笺】
双手中指交叠，以指甲尖同时出力按压下腹部前正中线上，于脐中下3寸的关元穴，每天早晚按揉3分钟。

### ⑨ 迎香穴
强化免疫特效穴

**特效**
可缓解过敏性鼻炎，并能提高人体免疫力。

【取穴按摩笺】
以食、中二指指腹垂直按压，或单手拇指与食指指弯曲，垂直按压鼻翼外缘中点旁约0.5寸处的迎香穴，每天2次，每次约3分钟。

### ⑩ 三阴交穴
女性保健特效穴

**特效**
具有调理月经不顺，保养子宫之效。

【取穴按摩笺】
弯曲大拇指，用指尖垂直按压足内踝上缘三指宽的三阴交穴，每天早晚各一次，每次3分钟。

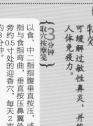

Pressure Point Body massage